Hilma Khoury

Desenvolvendo competências pessoais para

viver BEM a velhice

São Paulo . 2017

Desenvolvendo competências pessoais para viver bem a velhice
Copyright © 2017 by Hilma Tereza Tôrres Khoury
Copyright © 2017 by Novo Século Editora Ltda.

COORDENAÇÃO EDITORIAL
Vitor Donofrio

AQUISIÇÕES
Cleber Vasconcelos

EDITORIAL
João Paulo Putini
Nair Ferraz
Rebeca Lacerda
Talita Wakasugui

PREPARAÇÃO
Luiz Alberto Galdini

REVISÃO
Vânia Valente

CAPA
Érico Leon

PROJETO GRÁFICO
Equipe Novo Século

Texto de acordo com as normas do Novo Acordo Ortográfico da Língua Portuguesa (1990), em vigor desde 1º de janeiro de 2009.

Dados Internacionais de Catalogação na Publicação (CIP)
Angélica Ilacqua CRB-8/7057

Khoury, Hilma
Desenvolvendo competências pessoais para viver bem a velhice / Hilma Khoury. - Barueri, SP: Novo Século Editora, 2017.

1. Envelhecimento 2. Saúde 3. Idosos - Qualidade de vida 4. Velhice - Aspectos sociais I. Título.

17-1061   CDD-305.26

Índice para catálogo sistemático:
1. Envelhecimento: Aspectos sociais 305.26

NOVO SÉCULO EDITORA LTDA.
Alameda Araguaia, 2190 – Bloco A – 11º andar – Conjunto 1111
CEP 06455-000 – Alphaville Industrial, Barueri – SP – Brasil
Tel.: (11) 3699-7107 | Fax: (11) 3699-7323
www.gruponovoseculo.com.br | atendimento@novoseculo.com.br

novo século®

À memória de meu pai, Edmundo Limeira Khoury, cujo processo de envelhecimento me tocou a alma e conduziu-me à reflexão sobre a qualidade de vida na velhice, inspirando-me a dedicação ao campo da gerontologia e psicologia do envelhecimento.

A todas as pessoas que estão envelhecendo ou que já envelheceram.

À memória da professora Heliana Baía Evelyn, incansável batalhadora da causa da velhice, que muito contribuiu para que o tema ganhasse espaço nos meios acadêmicos e tivesse o respeito que merece.

AGRADECIMENTOS

À Universidade da Terceira Idade – Uniterci, Programa de Extensão do Curso de Serviço Social da Universidade Federal do Pará, que, na pessoa de suas coordenadoras, ao longo dos anos tem me permitido realizar este trabalho junto a seus alunos.

À professora Eliene Carvalho, coordenadora da Uniterci em 1994, que acreditou no meu trabalho e me deu a oportunidade de começar.

Às professoras Maria de Nazaré Machado e Maria Leonice de Alencar, coordenadoras da Uniterci nos anos de 2006 a 2017, pela oportunidade, parceria, pelo apoio, colaboração e respeito mútuo.

Aos psicólogos Alciane de Lima Silva, Aparecida Tereza de Anchieta Ferreira Gonçalves, Carla Favacho dos Santos, Daiane Gasparetto da Silva, Izabela Nayara da Silva Lins, João Moreira Gonçalves Neto, Lia da Silva Azevedo, Maria Elizabeth Costa Araújo, Marina Dalmácio dos Anjos, Narayane Ellen dos Anjos Farias, Nathalia Brenda Diniz Soares da Conceição,

Patrícia Oliveira Vale, Paulyane Silva do Nascimento, Rafaela da Paixão Gurjão e Renata Almeida Figueira, que participaram do Programa de Extensão Velhice Bem-Sucedida como bolsistas, durante a graduação. Às psicólogas Ana Paula Martins Cavalcante Rocha e Brenda Nunes Correa, que atuaram como voluntárias neste programa durante a graduação. Aos psicólogos Ângela Carina Sá Neves, Carla Danielle Weyl Costa Cruz, Elenson Gleison de Souza Medeiros, Jacyelem dos Reis Balieiro, Jeisiane dos Santos Lima, Maria Elizabeth Costa Araújo, Pamella Augusta Passos Ventura, Priscila Albuquerque Monteiro, Renata Norat Souto Maior Nogueira, Tamires de Souza Viana e Wagner Antônio Miralha Vianna, que participaram do Programa Velhice Bem-Sucedida como residentes no Programa de Residência Multiprofissional em Saúde do Idoso (Universidade Federal do Pará/Hospital Universitário João de Barros Barreto). Agradeço a todos pela colaboração e pelas ricas trocas de saberes e experiências.

À pró-reitoria de Extensão (PROEX) da Universidade Federal do Pará, pelo apoio financeiro fornecido por meio do Programa Institucional de Bolsas de Extensão (PIBEX), viabilizando a formação de futuros profissionais para atuar na área do envelhecimento humano.

Aos alunos do Curso de Atualização Cultural ofertado pela Uniterci que, ao longo de duas décadas, muito me ensinaram sobre como viver bem a velhice. A todos, o meu imenso carinho e a minha eterna gratidão.

À minha mãe, Maria do Céu, atualmente com 88 anos, à tia Olga, segunda mãe, com 97 anos, e à tia Blandina, também psicóloga, com 86 anos, que todos os dias me dão exemplo de velhice saudável e bem--sucedida.

À minha querida família, particularmente ao Adriano, companheiro de jornada. A todos, o meu sincero agradecimento pela paciência e pelas horas de convívio subtraídas, para que eu pudesse me dedicar ao trabalho e à produção desta obra.

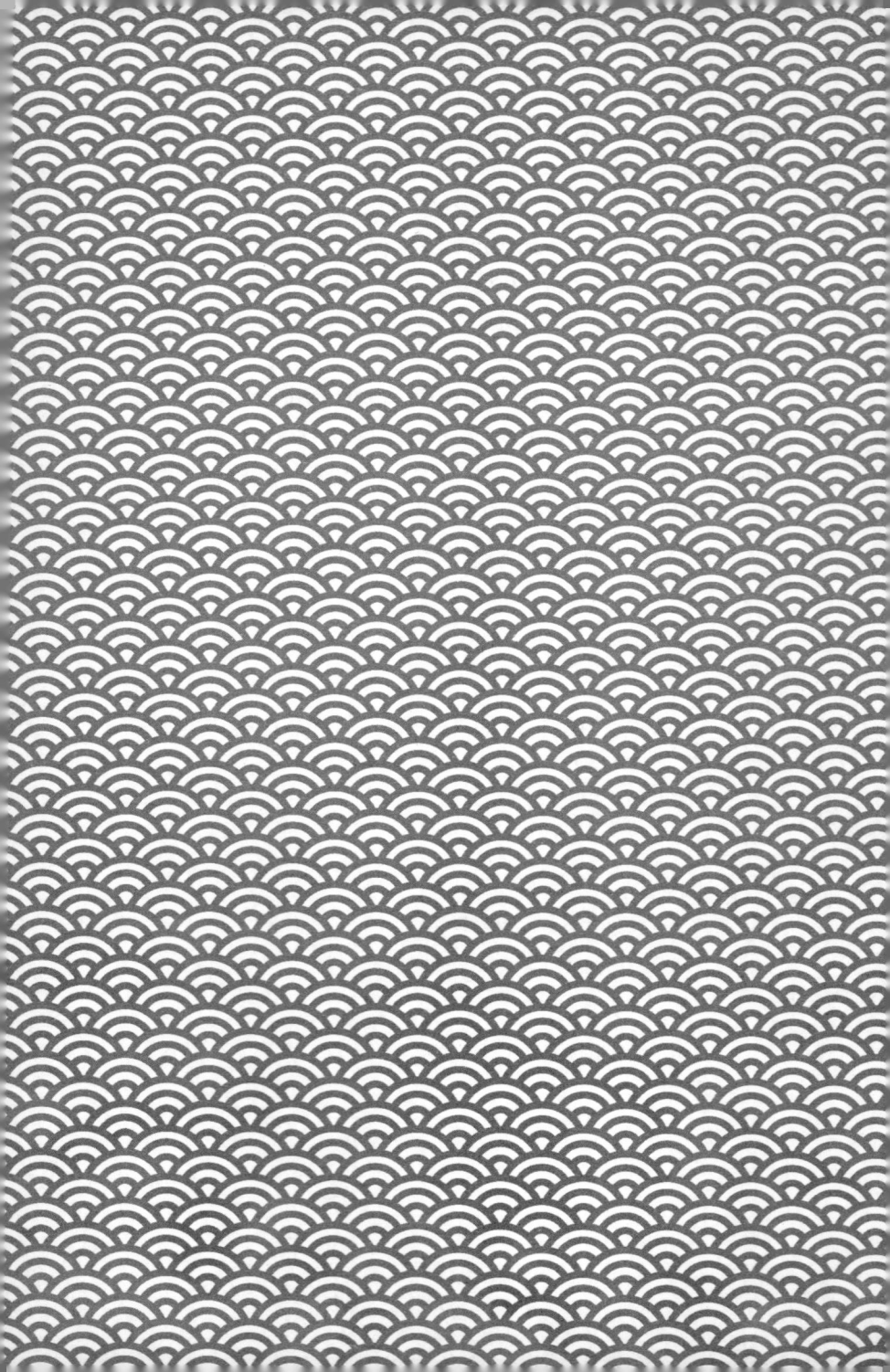

SUMÁRIO

Prefácio **11**
Apresentação **15**
Como tudo começou **23**
Por que desenvolver competências pessoais para a velhice? **29**
Como desenvolver competências pessoais? **45**
Atividades para desenvolver competências pessoais em grupo **65**
Referências **99**
Anexo A – Escalas de Competências Pessoais (ECOMPEV) e de Desenvolvimento Psicossocial (EDEPTI) **109**
Anexo B – "O Ganhador e o Perdedor" e "Instantes" **119**
Anexo C – Coisas a fazer **125**

Prefácio

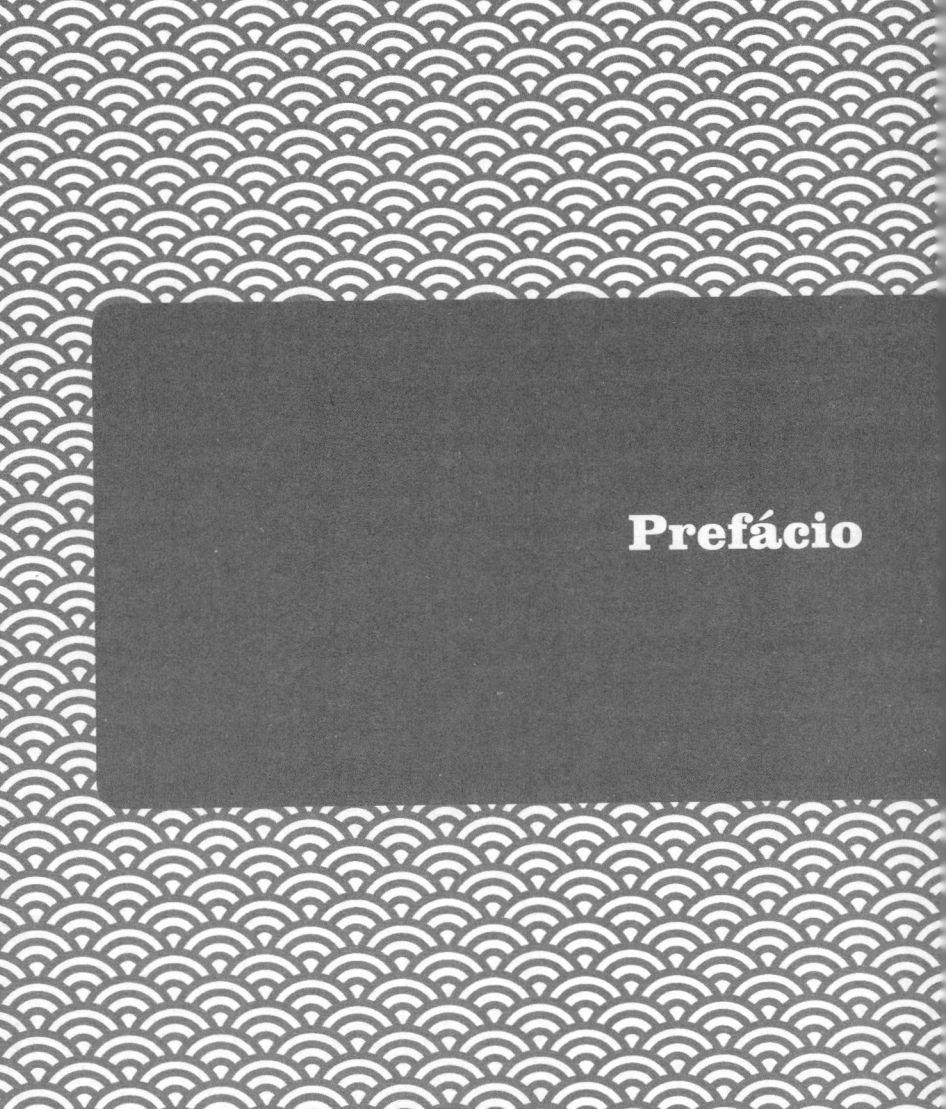

As raízes deste livro são eminentemente pessoais: foram motivadas pela vivência da professora Hilma Khoury com o processo de envelhecimento do Sr. Edmundo Limeira Khoury, seu pai. Se, por um lado, está vinculado a uma vivência emocional, por outro, alicerça-se na prática acadêmica de construção de conhecimento. Redigido em linguagem fluida, compreensível e despretensiosa, registra e dissemina o trabalho singular realizado pela autora, por meio do Programa de Extensão Velhice Bem-sucedida, que já beneficiou mais de mil participantes nos grupos de desenvolvimento. Além do mais, contribuiu para a formação e o aperfeiçoamento de profissionais da psicologia e da gerontologia. A qualidade intrínseca do texto indica ao leitor o compromisso da autora em mais de duas décadas de atuação.

O livro apresenta as ações psicoeducativas, exemplifica e ilustra as atividades que têm por objetivo ajudar no enfrentamento das mudanças que ocorrem nos anos tardios da vida.

A divisão em capítulos dá ao texto coesão e estrutura equilibradas, e cada uma das seções se faz acompanhar por uma fundamentação teórica.

O primeiro capítulo apresenta os primórdios da experiência que deu origem a este livro. O segundo capítulo pondera as razões que possibilitam alargar as competências pessoais nessa fase da vida. O terceiro expõe os métodos e os procedimentos técnicos utilizados. O quarto capítulo, finalmente, apresenta as atividades tão cuidadosamente selecionadas e adaptadas pela autora para desenvolver, em seu trabalho, as competências pessoais dos participantes.

Aos leitores, desde os interessados no tema até o especialista desejoso de aplicar esses conhecimentos em sua prática profissional, desejo que se apropriem e difundam tão importantes ensinamentos.

Resta-me agradecer o convite para prefaciar esta obra e, ao aceitá-lo, aproveitar, em primeira mão, as recomendações, já que me ajudam a enfrentar as mudanças decorrentes do meu próprio envelhecimento.

Isolda de Araújo Günther, PhD.
Michigan State University
Pesquisadora Colaboradora Sênior
Universidade de Brasília

Apresentação

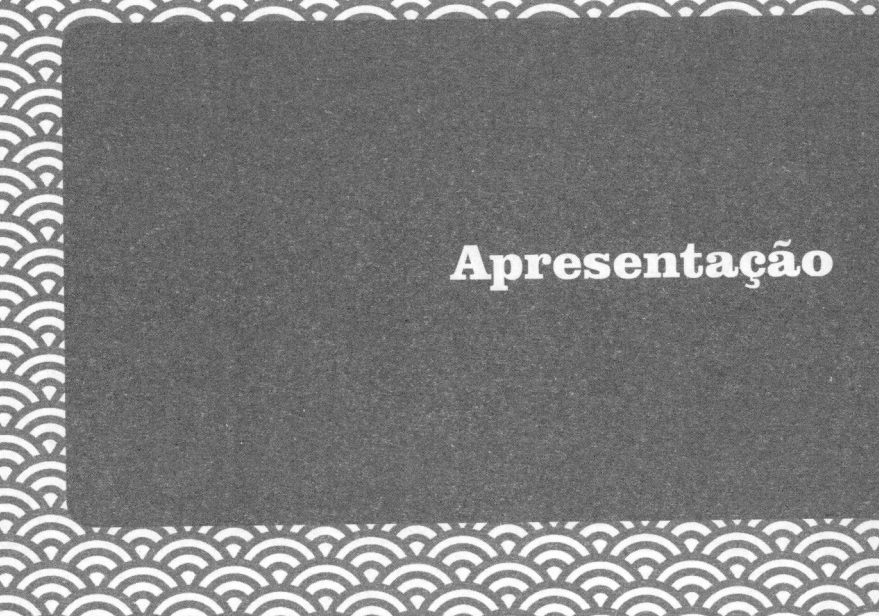

Você deve estar se perguntando: "Como assim? Desenvolvimento na velhice? Desenvolver competências na velhice? É possível viver bem na velhice?" Compreendo a sua estranheza! Afinal, a palavra desenvolvimento remete a crescimento, a evolução, e a velhice é a última fase da vida. Além disso, competências é uma palavra associada à profissão, ao trabalho, e, na velhice, muitas pessoas já estão aposentadas. Porém, a resposta é: sim! É possível e necessário desenvolver pessoas na velhice, desenvolver competências para viver bem essa fase da vida.

Até há bem pouco tempo, a velhice era vista somente como fase de declínio, uma espécie de antessala da morte. Contudo, nos últimos trinta anos, o Brasil vem assistindo a um crescimento exponencial da população considerada idosa (acima de 60 anos), fenômeno este que já vinha acontecendo em outros países como os da Europa. Os últimos censos do Instituto Brasileiro de Geografia e Estatística (IBGE) têm mostrado um crescimento da faixa dos 80 anos e um aumento dos centenários.

O fato é que as pessoas estão vivendo mais, e a questão que se coloca é: como viver bem a velhice? Como viver bem nesses 20 ou 30 anos a mais que você provavelmente terá a partir de ser declarado oficialmente idoso?

Esse é um desafio posto à sociedade e que tem mobilizado organismos internacionais, como a Organização Mundial da Saúde (OMS), governos, e diversas áreas científicas e profissionais, no sentido de propor medidas e congregar esforços científicos e tecnológicos direcionados à promoção da saúde e à melhoria da qualidade de vida desse segmento populacional.

A Psicologia, ciência que durante a maior parte de sua história se dedicou a estudar e tratar os desajustamentos, os desvios de conduta, as psicopatologias, em suma, as fraquezas das pessoas, nos últimos tempos tem deslocado seu olhar para as experiências positivas (SELIGMAN & CSIKSZENTMIHALYI, 2000), dirigindo seu foco para promover saúde, para desenvolver as forças e as potencialidades nos indivíduos.

Essa perspectiva está presente também em documentos internacionais e na política de saúde do governo brasileiro. A OMS propôs o envelhecimento ativo (WHO, 2002), enfatizando a participação social do idoso e a manutenção de sua capacidade funcional. No Brasil, a Política Nacional de Saúde da Pessoa

Idosa – PNSPI (Brasil/MS, 2006) preconiza o envelhecimento saudável que implica independência e autonomia para pôr em prática as atividades de vida diária (AVDs).

A Psicologia tem muito a contribuir nessa questão! Manter-se ativo e independente na velhice não depende só do estado de saúde e das capacidades física e cognitiva das pessoas idosas. Depende também de competências pessoais para lidar com as inúmeras perdas que acompanham o processo de envelhecimento. Competência pessoal significa utilizar os recursos da personalidade, tais como autoestima, autoconfiança e autoimagem, para enfrentar as perdas e as adversidades da vida, adaptando-se positivamente às circunstâncias. Isso implica ter atitudes positivas em relação a si próprio e à vida, no sentido de ser flexível para perceber as várias possibilidades existentes em uma situação; perceber não apenas as perdas, mas também os ganhos; reconhecer não apenas os seus limites, mas também as suas potencialidades.

A concepção de desenvolvimento humano sofreu uma revolução quando o paradigma *life span* (Baltes, 1987, 1997; Baltes & Baltes, 1990; Baltes & Smith, 2004; Neri, 2013a) mostrou que o desenvolvimento ocorre ao longo de toda a vida e cunhou a noção de desenvolvimento bem-sucedido, incluindo aí a velhice. O sucesso no desenvolvimento dependeria da plasticidade comportamental, ou seja, da capacidade de adaptação. A plasticidade comportamental diz respeito à flexibilidade para alocar e realocar recursos da personalidade, também chamados de recursos pessoais, de forma a lidar com as diferentes demandas colocadas pela vida (Neri, 2013a).

O processo de envelhecimento pode ser considerado uma condição de risco para a saúde, o bem-estar e a qualidade de vida. A partir dos 45 ou 50 anos, geralmente, o indivíduo começa a passar por uma série de mudanças, especialmente as físicas e fisiológicas e as de papéis sociais. Entre essas, destaca-se a aposentadoria e a saída dos filhos adultos de casa. Há, ainda, questões de ordem sociocultural que implicam dificuldade de aceitação dos idosos, bem como de autoaceitação; manifestação de preconceito e discriminação. Tais mudanças e acontecimentos podem afetar negativamente o indivíduo que envelhece, dependendo de uma combinação complexa de fatores, entre os quais se incluem os recursos pessoais e fatores psicossociais, tais como as crenças e percepções do indivíduo sobre a velhice, os valores e as atitudes.

Estudos têm demonstrado que recursos pessoais, tais como as percepções de controle (Khoury, 2005; Khoury & Günther, 2006) e de autoeficácia (Neri, 2006), favorecem a adaptação, especialmente na velhice (Neri, 2013a, 2013b), e que tais recursos podem ser desenvolvidos (Baltes & Staudinger, apud Neri, 2013a; Khoury, 2008, 2009; Neri, 2013a).

Assim, faz-se necessário um conjunto de ações planejadas, dirigidas a pessoas que estão envelhecendo ou que já envelheceram, visando desenvolver competências pessoais, ou seja, recursos pessoais e atitudes que favoreçam a adaptação às perdas e demandas dessa fase da vida, contribuindo, desta maneira, para a qualidade de vida na velhice.

Com base nos pressupostos apresentados, foram realizadas atividades com grupos de pessoas a partir de 55 anos de idade, visando desenvolver competências pessoais para viver bem a velhice. Esta experiência bem-sucedida, que já acontece há alguns anos, será agora compartilhada para que mais pessoas se beneficiem e para que outros profissionais possam realizá-la, contribuindo para a saúde e o bem-estar, especialmente na velhice.

Como tudo começou

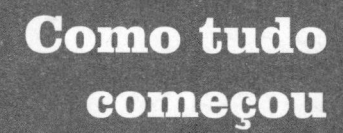

Em meados da década de 1990, os programas voltados para idosos no Brasil eram recentes. Destacam-se as ações pioneiras do Sesc/SP, iniciadas em 1980, e as atividades ofertadas pelas Universidades Abertas à Terceira Idade (Unatis), serviço oferecido à comunidade pelas universidades públicas do país, como a Universidade Estadual do Rio de Janeiro (UERJ). No entanto, intervenções psicológicas voltadas para essa faixa da população eram praticamente inexistentes.

A Universidade Federal do Pará inaugurou em 1991 a Universidade da Terceira Idade (Uniterci). À época, a Uniterci oferecia inúmeros serviços ao público denominado terceira idade (pessoas a partir de 55 anos poderiam matricular-se), tais como palestras sobre saúde, direitos dos idosos, aulas de educação física, artesanato, música, teatro e coral. Contudo, não havia qualquer atividade que se caracterizasse como intervenção psicológica. Assim sendo, em 1994 ofereci a eles o projeto "Trabalho com Grupos: uma proposta para o desenvolvimento psicossocial de idosos" como atividade de extensão universitária. Extensão é um serviço oferecido à comunidade pelos docentes ou técnicos da universidade, por meio de projetos e programas (ações mais amplas que incluem mais de um projeto), visando levar o saber científico à população e, ao mesmo tempo, integrar o ensino à prática profissional e à pesquisa. Esse projeto esteve ativo de 1994 a 1999, quando foi interrompido para que sua coordenadora realizasse estudos de pós-graduação. Durante sua vigência, cerca de 450 pessoas foram beneficiadas (KHOURY, 2008).

Em 2006, as intervenções psicológicas com grupos de idosos foram retomadas por meio do projeto de extensão *Grupos de Desenvolvimento Psicossocial para a Terceira Idade,* e foram realizadas em diversos locais. Na Uniterci (2006 a 2017), no Centro de Atenção à Saúde do Idoso – Casa do Idoso, da Prefeitura Municipal de Belém/PA (2008 e 2009), no Grupo Renascer, do Hospital de Aeronáutica de Belém – Habe (2010 e 2012) e no Grupo Cabeça de Prata, do clube recreativo Assembleia Paraense (2013), tendo beneficiado cerca de setecentas pessoas.

O projeto *Grupos de Desenvolvimento Psicossocial para a Terceira Idade* integra o Programa de Extensão

Velhice bem-sucedida: intervenções psicológicas para a adaptação ao envelhecimento, a promoção da saúde, do bem-estar e da qualidade de vida, coordenado pela autora na Universidade Federal do Pará – UFPA, Instituto de Filosofia e Ciências Humanas – IFCH, Faculdade de Psicologia – Fapsi (KHOURY, 2009).

O objetivo dessas atividades de extensão é auxiliar o enfrentamento das perdas, das situações de risco ou adversas que acompanham o processo de envelhecimento, por meio de ações educativas (psicoeducação), contribuindo, desta forma, para a adaptação bem-sucedida à velhice naquilo que compete à psicologia. Nesse sentido, essas atividades caracterizam-se como tecnologia social dirigida ao desenvolvimento de pessoas, particularmente ao desenvolvimento de competências pessoais. A psicoeducação é realizada por meio de atividades lúdicas planejadas que remetem a reflexões sobre como a pessoa se coloca nas situações da vida cotidiana, utilizando-se de recursos e técnicas variadas, com enfoque cognitivo e comportamental (KHOURY, 2009).

Ao longo de doze anos de sua existência, o programa/projeto de extensão vem contribuindo também para a formação de novos profissionais na área da Psicologia do Envelhecimento e Gerontologia, uma vez que contou com a participação de dezessete estudantes de psicologia – graduação (quinze bolsistas de extensão[1] e duas voluntárias[2]) e de onze psicólogos residentes[3] do Programa de Residência Multiprofissional em Saúde do Idoso (UFPA), no qual a autora é docente e tutora.

---

[1] Estudantes de graduação que foram contemplados com bolsa de extensão (Pibex) fornecida pela Pró-Reitoria de Extensão (Proex) da Universidade Federal do Pará para atuar por pelo menos um ano nos projetos que integram o Programa de Extensão: Paulyane Silva do Nascimento (dois anos), Marina Dalmácio dos Anjos, Rafaela da Paixão Gurjão, Alciane de Lima Silva, Carla Favacho dos Santos, Daiane Gasparetto da Silva, Renata Almeida Figueira, João Moreira Gonçalves Neto, Patrícia Oliveira Vale, Maria Elizabeth Costa Araújo (dois anos), Aparecida Tereza de Anchieta Ferreira Gonçalves (dois anos), Nathalia Brenda Diniz Soares da Conceição (dois anos), Lia da Silva Azevedo, Izabela Nayara da Silva Lins (dois anos) e Narayane Ellen dos Anjos Farias.

[2] Ana Paula Martins Cavalcante Rocha e Brenda Nunes Correa.

[3] Priscila Albuquerque Monteiro, Carla Danielle Weyl Costa Cruz, Jeisiane dos Santos Lima, Renata Norat Souto Maior Nogueira, Ângela Carina Sá Neves, Wagner Antônio Miralha Vianna, Pamella Augusta Passos Ventura, Maria Elizabeth Costa Araújo, Tamires de Souza Viana, Jacyelem dos Reis Balieiro e Elenson Gleison de Souza Medeiros.

Por que desenvolver competências pessoais para a velhice?

Há pelo menos três boas razões para se desenvolver competências pessoais em pessoas que estão envelhecendo ou que já envelheceram. A primeira diz respeito à concepção de desenvolvimento humano colocada pelo paradigma *life span* (BALTES, 1987, 1997; BALTES & BALTES, 1990; BALTES & SMITH, 2004) e suas implicações para a psicologia da velhice. A segunda está baseada no conceito de velhice ativa, proposto pela Organização Mundial da Saúde – OMS (WHO, 2002). E a terceira se espelha no conceito de velhice saudável estabelecido pela Política Nacional de Saúde da Pessoa Idosa – PNSPI (BRASIL/MS, 2006). A seguir, serão explanadas cada uma dessas razões.

O paradigma *life span* e o conceito de velhice bem-sucedida

O paradigma *life span* do desenvolvimento humano (BALTES, 1987, 1997; BALTES & BALTES, 1990; BALTES & SMITH, 2004) parte do princípio de que o desenvolvimento ocorre ao longo de todo o ciclo vital, e não somente até a adolescência, como se costumava crer com base nas tradicionais teorias do desenvolvimento humano referenciadas no paradigma mecanicista (Neri, 2013a).

De acordo com o paradigma *life span* ou paradigma do desenvolvimento ao longo da vida (Baltes, 1987, 1997; Baltes & Baltes, 1990; Baltes & Smith, 2004), o desenvolvimento está sujeito a influências ontogenéticas, histórico-culturais e idiossincráticas e se faz por meio de uma dinâmica de ganhos e perdas, embora se admita que o equilíbrio entre ganhos e perdas torna-se mais negativo com o avançar da idade. Além disso, esse paradigma aborda a questão do desenvolvimento bem-sucedido, incluindo neste o envelhecimento bem-sucedido. A concepção de sucesso no envelhecimento difere entre os autores que adotam o paradigma *life span* para estudar o desenvolvimento humano. Para alguns (Baltes, 1987, 1997; Baltes & Baltes, 1990), o conceito de velhice bem-sucedida tem amplo escopo, significando capacidade para lidar com uma variedade de demandas. Outros (Heckhausen & Schulz, 1995; Heckhausen, Wrosch & Schulz, 2010; Schulz & Heckhausen, 1996) têm um conceito mais restrito, no qual o sucesso no desenvolvimento estaria ligado à capacidade de manter o potencial para exercer controle ao longo do curso de vida, ou seja, à preservação da crença no próprio poder para agir sobre o ambiente, de forma a atingir metas, mesmo que isso seja feito via estratégias compensatórias (KHOURY & GÜNTHER, 2009).

Aqui será adotada a perspectiva mais ampla (BALTES, 1987, 1997; BALTES & BALTES, 1990; NERI, 2013a), na qual o sucesso no desenvolvimento e, portanto, também no envelhecimento, estaria ligado à plasticidade comportamental, ou seja, à capacidade de adaptar-se às restrições impostas por condições biológicas e sociais. Dependeria, portanto, da flexibilidade do indivíduo para manejar os recursos pessoais e socioculturais disponíveis, a fim de lidar com a variedade de demandas trazidas pelo desenvolvimento biológico, psicológico e social em um contexto histórico, sociocultural e econômico específico.

Esse gerenciamento flexível dos recursos internos (pessoais) e externos (físicos, sociais, histórico-culturais) disponíveis para lidar com as demandas do desenvolvimento compõem a Teoria SOC (*selective optimization with compensation*) de Baltes & Baltes (1990). O indivíduo aloca seus recursos disponíveis para funções de seleção, otimização e compensação (TEORIA SOC), de forma a maximizar ganhos e minimizar perdas vividas durante sua trajetória de vida (NERI, 2013a, p.41). A plasticidade inclui seleção de metas adequadas à idade, ajustamento dos níveis de investimento e utilização de compensações a fim de otimizar o desempenho. Assim, por exemplo, um idoso pode escolher participar de corridas, mas, levando em consideração recursos/limitações pessoais, ambientais e socioculturais, selecionará uma modalidade adequada para a sua idade, por exemplo, até dez quilômetros (seleção). Poderá decidir treinar de segunda a sexta-feira, por quarenta minutos a cada dia (investimento). Durante os eventos (corridas), a meta de correr dez quilômetros poderá ser encarada como um desafio aos próprios limites e não como competição com outros; assim sendo, ele pode decidir correr em um ritmo mais lento, de forma a não cansar logo e conseguir chegar ao final (compensação), sem pretensão de ser o vencedor da corrida.

O paradigma *life span* admite que na velhice há um desequilíbrio entre ganhos e perdas (BALTES & BALTES, 1990) e uma diminuição da plasticidade comportamental (possibilidade de mudar para adaptar-se ao meio), bem como da resiliência (capacidade de enfrentar e de recuperar-se dos efeitos da exposição a eventos estressantes). Isso ocorre devido ao declínio biológico e ao decréscimo dos recursos socioculturais (NERI, 2013a). Desta forma, poder-se-ia pensar que não haveria possibilidade de desenvolvimento bem--sucedido na velhice. No entanto, o paradigma *life span* também considera o envelhecimento um processo heterogêneo e com grande variabilidade interindividual (BALTES & BALTES, 1990), portanto, sujeito às diferenças individuais.

Desta maneira, a plasticidade individual não depende somente de condições biológicas e histórico-culturais, mas, também, de fatores individuais, tais como a avaliação pessoal que os indivíduos fazem dos eventos potencialmente estressores e o senso de controle percebido (NERI, 2013a; NERI & FORTES-BURGOS, 2013). A resiliência individual depende dos apoios sociais e também dos recursos adaptativos da personalidade, como o autoconceito, a autoestima e o senso de autoeficácia, entre outros, os quais se mantêm íntegros na velhice (NERI, 2013a, p. 39).

Contudo, alguém poderia argumentar que se os recursos pessoais não são favoráveis em um indivíduo idoso (por exemplo, autoestima baixa), não haveria possibilidade de velhice bem-sucedida para essa pessoa. A boa notícia é que os recursos pessoais ou da personalidade podem ser desenvolvidos para favorecer a plasticidade comportamental e a resiliência. Esta afirmação está baseada em estudos que apontam a influência da dinâmica das relações interpessoais sobre a plasticidade comportamental. Baltes e Staudinger (apud NERI, 2013a, p. 39) descobriram que a exposição de crianças e idosos a situações reais de interação social ou a um processo reflexivo produzia respostas complexas e efetivas no sentido de promover sensibilização para a consideração de múltiplos aspectos de problemas existenciais. Tal assertiva apoia-se também nos argumentos de que a otimização dos recursos internos e externos (aquisição, aplicação, coordenação e manutenção) envolvidos nos níveis de funcionamento individual pode ser realizada mediante educação e suporte social dirigidos a objetivos específicos (NERI, 2013a, p. 41).

Nesse sentido, tanto a Uniterci, quanto os grupos de desenvolvimento de competências pessoais se constituem em fonte de apoio social importante para fortalecer a resiliência. Os grupos de desenvolvimento são, ao mesmo tempo, espaço de interação social e via facilitadora de processo reflexivo e educativo. Desta forma, podem favorecer o desenvolvimento de recursos pessoais. Experiências anteriores com grupos para desenvolver competências pessoais (KHOURY, 2008, 2009) mostraram seu importante papel no sentido de educar para viver bem a velhice, portanto, para a velhice bem-sucedida.

O conceito de velhice ativa da Organização Mundial da Saúde

Entendendo que o envelhecimento em nível mundial é uma vitória, mas, também, um desafio, a Organização Mundial da Saúde (OMS) estabeleceu o conceito de velhice ativa (WHO, 2002). "Envelhecimento ativo é o processo de otimização das oportunidades para saúde, participação e segurança, a fim de melhorar a qualidade de vida à medida que as pessoas envelhecem" (WHO, 2002, p. 12).

O conceito de envelhecimento ativo (WHO, 2002, p. 12) se aplica tanto aos indivíduos quanto aos grupos populacionais e não se refere apenas à habilidade de estar fisicamente ativo ou de participar da força de trabalho. "Pessoas mais velhas que já se aposentaram do trabalho e aquelas que estão doentes ou vivem com deficiências podem continuar contribuindo ativamente com as suas famílias, pares, comunidades e nações" (WHO, 2002, p. 12).

O envelhecimento ativo está ligado à percepção do indivíduo de seu potencial para participar da sociedade "de acordo com as suas necessidades, desejos e capacidades" (WHO, 2002, p. 12).

O objetivo da proposta de envelhecimento ativo consiste em aumentar a expectativa de vida saudável (viver sem incapacidades) e a qualidade de vida para todas as pessoas, à medida que envelhecem, incluindo aqueles que são frágeis, deficientes e que precisam de cuidados. Neste conceito, saúde é compreendida de forma global de acordo com a definição estabelecida pela própria OMS, referindo-se a um estado de bem-estar físico, mental e social.

Assim sendo, no arcabouço do envelhecimento ativo, "políticas e programas que promovam saúde mental e conexões sociais são tão importantes quanto aqueles destinados a melhorar a saúde física" (WHO, 2002, p. 12). A manutenção da independência e da autonomia é considerada uma meta chave, tanto para os indivíduos quanto para os formuladores de políticas públicas. Além disso, considerando que o envelhecimento ocorre em um contexto social (família, amigos, vizinhança etc.), a interdependência e a solidariedade intergeracional (trocas entre gerações mais velhas e mais novas) são apontadas como importantes princípios do envelhecimento ativo.

A Política Nacional de Saúde da Pessoa Idosa e o conceito de velhice saudável

No Brasil, a Política Nacional de Saúde da Pessoa Idosa – PNSPI (BRASIL/MS, 2006) estabeleceu o conceito de velhice saudável, o qual não significa ausência de doenças, mas a manutenção da capacidade funcional – independência e autonomia – para pôr em prática as atividades da vida diária (AVDs) pelo maior tempo possível. Assim, o conceito de velhice saudável diz respeito à capacidade de continuar funcionando pelo maior tempo possível, de forma independente e autônoma. Independência significa execução; diz respeito à capacidade de executar as AVDs (MORAES, 2010), desde as básicas, tais como banhar-se, vestir-se, e alimentar-se, até as instrumentais, como preparar um alimento, fazer compras, tomar transporte e administrar o próprio dinheiro. Autonomia significa decisão; refere-se à capacidade de tomar decisões e de autogovernar-se (MORAES, 2010), por exemplo, decidir o que fazer com o próprio dinheiro, para onde ir aos fins de semana, escolher a roupa para sair etc.

A PNSPI estabelece como finalidade primordial "recuperar, manter e promover a autonomia e a independência dos indivíduos idosos, direcionando medidas coletivas e individuais de saúde para esse fim, em consonância com os princípios e diretrizes do Sistema Único de Saúde" (Brasil/MS, 2006).

Dentre as nove diretrizes da PNSPI, a primeira é a "promoção do envelhecimento ativo e saudável". Em conformidade com a perspectiva de velhice ativa da OMS (WHO, 2002), a PNSPI propõe ações de promoção de saúde ao longo de toda a vida, com vistas ao envelhecimento saudável, enfatizando a necessidade de políticas e programas que "melhorem a saúde, a participação e a segurança da pessoa idosa" (BRASIL/MS, 2006).

A manutenção da capacidade funcional na velhice, critério de velhice saudável de acordo com a PNSPI (Brasil/MS, 2006), não depende apenas de fatores biológicos ligados à genética, hábitos alimentares, doenças ou quedas. Nem tampouco da junção desses aos fatores ambientais, como as ajudas arquitetônicas e ergonômicas, próteses e órteses. Fatores sociais, tais como aceitação e respeito, e fatores psicológicos, tais como a autoestima, o autoconceito (avaliação de si próprio), as crenças de autoeficácia (crer-se capaz de se desempenhar eficazmente em domínios específicos) e as crenças de controle (crer-se capaz de prover os meios para alcançar suas metas) desempenham um papel importante nessa questão (KHOURY, 2005; KHOURY & GÜNTHER, 2006; NERI, 1993, 1995, 2006, 2013a, 2013b; NERI & FORTES-BURGOS, 2013; NERI & FREIRE, 2000; NERI, YASSUDA & CACHIONI, 2004).

Assim, por exemplo, não bastaria a um idoso ter condição física de andar, ter a cognição preservada e conseguir fazer contas, além de conhecer a cidade, para ir até o supermercado fazer suas compras. É preciso que acredite que pode fazer isso, que dá conta de realizar essa tarefa, e decidir fazê-la (Khoury & Günther, 2013, p. 277). Da mesma forma, o fato de um idoso poder andar até o caixa eletrônico mais próximo de sua casa e estar em pleno gozo de suas faculdades mentais não são suficientes para ir até lá e realizar um saque. É preciso que ele acredite que tem capacidade para fazer isso.

Dentro da diretriz "promoção do envelhecimento ativo e saudável", a PNSPI propõe uma série de medidas, entre as quais: "promover a participação nos grupos operativos e nos grupos de convivência, com ações de promoção, valorização de experiências positivas e difusão dessas na rede, nortear e captar experiências"; "implementar ações que contraponham atitudes preconceituosas e sejam esclarecedoras de que envelhecimento não é sinônimo de doença"; "incluir ações de reabilitação para a pessoa idosa na atenção primária de modo a intervir no processo que origina a dependência funcional"; e "investir na promoção da saúde em todas as idades" (Brasil/MS, 2006).

De acordo com os princípios colocados no documento da OMS sobre velhice ativa (Who, 2002) e na PNSPI (Brasil/MS, 2006), e levando-se em consideração a necessidade de programas que promovam a saúde em todos os níveis, os Grupos de Desenvolvimento de Competências Pessoais constituem-se em ações de promoção de saúde em nível preventivo. Por meio de psicoeducação, contribuem para favorecer a velhice ativa e saudável, uma vez que se propõem a desenvolver atitudes positivas sobre si próprio e a velhice, propiciando a percepção de potencialidades, e não apenas de perdas, o fortalecimento de recursos pessoais como a autoestima, as crenças de controle e de autoeficácia, estimulando, dessa maneira, a manutenção da capacidade funcional e a descoberta de sentidos para a vida nessa fase da existência.

Objetivos dos Grupos de Desenvolvimento de Competências Pessoais

Dos argumentos acima expostos extraem-se três princípios fundamentais que embasam a prática dos Grupos de Desenvolvimento de Competências Pessoais:

1. É necessário promover a velhice saudável: auxiliar a preservação da capacidade funcional e a participação social.

2. É preciso estimular a plasticidade comportamental: promover o desenvolvimento de recursos pessoais e atitudes que favoreçam a velhice bem-sucedida.

3. Competências pessoais (recursos pessoais e atitudes) podem ser desenvolvidas por meio de processos educativos e de suporte social.

Assim, o objetivo do Grupo de Desenvolvimento de Competências Pessoais, voltado para a velhice, consiste em desenvolver recursos pessoais e atitudes em relação à velhice por meio de atividades educativas planejadas, de forma a favorecer a velhice saudável e bem-sucedida, a participação social e o bem-estar psicológico.

Objetivos Específicos:

1. Oferecer oportunidades para identificar e avaliar:

a) Recursos pessoais: autoconceito/autoimagem (avaliação/percepção de si próprio); autoestima; crenças de controle (percepção de comando da própria vida); crenças de autoeficácia (percepção de competência para se desempenhar em domínios específicos);

b) Atitudes em relação à velhice em geral e à própria velhice;

c) Adequação e viabilidade de objetivos e metas.

2. Promover o desenvolvimento de competências pessoais:

a) Favorecer a reestruturação de crenças sobre si próprio, sobre a relação de si com o ambiente social, e sobre a velhice, bem como a mudança de atitudes e comportamentos em uma direção positiva, ou seja, considerada saudável e adaptativa para viver a velhice com qualidade e bem-estar;

b) Desenvolver a flexibilidade de pensamento, favorecendo avaliações mais realistas (menos extremadas) dos fatos e das situações envolvidas no envelhecer e na velhice, bem como de si próprio, dos outros, dos relacionamentos sociais, do desempenho em atividades diversas e de sua relação com as situações cotidianas;

c) Auxiliar a formulação de estratégias adaptativas capazes de facilitar o enfrentamento do processo de envelhecimento, especialmente das perdas que o acompanham, favorecendo dessa forma a adaptação bem-sucedida a esse estágio da existência.

3. Estimular o investimento em metas e projetos de curto e médio prazo, viáveis nessa etapa da vida, de forma a promover a valorização do idoso e a ressignificação da velhice.

Como desenvolver competências pessoais?

Desenvolver pessoas é diferente de tratar pessoas. Assim sendo, o grupo de desenvolvimento se distingue do grupo terapêutico (MOSCOVICI, 2013). O grupo terapêutico parte de um diagnóstico pré-estabelecido e as intervenções visam à remissão do quadro psicopatológico. O grupo de desenvolvimento não se propõe a solucionar um problema específico. Visa tão somente à orientação e à educação com relação a um foco específico ou situação em que os membros do grupo estão envolvidos. O grupo de desenvolvimento de competências pessoais para a velhice visa à orientação e à educação dirigidas à mudança de crenças e atitudes, tendo como foco a velhice e suas implicações psicológicas e sociais.

O método para desenvolver competências pessoais em grupo se apoia em dois pilares. O primeiro advém da psicologia social; o segundo provém das terapias cognitivo-comportamentais.

Psicologia social

Um tema clássico na psicologia social é a mudança de atitudes. Atitude não se confunde com comportamento. Trata-se de uma predisposição a se comportar baseada em conhecimentos e crenças sobre um determinado objeto (a velhice, por exemplo), bem como em emoções positivas ou negativas desencadeadas pelo que se sabe a respeito desse objeto e valores envolvidos. Por isso se diz que as atitudes são formadas por três elementos: o cognitivo, o afetivo e o comportamental. Embora os comportamentos não sejam determinados apenas pelas atitudes, mas também por normas sociais, as atitudes são importantes preditores de comportamento (RODRIGUES, 1978, 1979). O modelo tridimensional de mudança de atitudes, baseado na teoria de campo de Kurt Lewin (2000), admite que a mudança em qualquer um dos três elementos é capaz de modificar os outros, uma vez que cria um estado de desequilíbrio psicológico entre os três componentes, conduzindo a pessoa a uma mudança de atitude para recuperar o equilíbrio (RODRIGUES, ASSMAR & JABLONSKI, 2015).

Existem diversas estratégias para se conseguir mudança de atitude. Uma das mais conhecidas é a comunicação persuasiva (RODRIGUES *et al.*, 2015, p. 248-270), muito utilizada em marketing. Outra é a mudança social planejada, proposta por Kurt Lewin (2000), psicólogo alemão que imigrou para os Estados Unidos da América na época da segunda grande Guerra Mundial. Influenciado pelo choque de culturas que vivia, interessou-se por esse campo, tendo contribuído de forma inestimável para a psicologia social aplicada.

Kurt Lewin (2000) acreditava que o grupo produzia aprendizagens e mudança de atitudes mais eficazes do que simples palestras. Comprovou em diversas experiências, tais como mudança de hábitos alimentares e preconceitos, que é mais fácil modificar indivíduos em grupo do que isoladamente (LEWIN, 2000, p. 329). Isto porque o sentimento de pertença ao grupo favorece a mudança individual no sentido de se ajustar às crenças e aos valores do grupo. Além disso, quando as pessoas compartilham seus problemas e dificuldades, aumenta a probabilidade de mudar de atitude, mais do que apenas ouvindo instruções em palestras, por exemplo.

Com base em sua teoria de campo, Lewin (2000, p. 145-146) formulou os problemas da mudança social planejada e propôs um método para possibilitá-la, que denominou de pesquisa-ação (action-research), uma forma de estudar cientificamente um grupo em ação. A pesquisa-ação prevê três fases: planejamento, intervenção e avaliação. Cada uma dessas fases engloba uma série de ações. No planejamento se faz um levantamento de necessidades e/ou problemas, estabelecem-se objetivos de mudança e traçam-se as estratégias de intervenção aplicadas na segunda fase. Finalmente, avaliam-se o alcance dos objetivos propostos e a adequação da intervenção implementada.

O processo da mudança social planejada em grupo prevê três passos: o descongelamento dos padrões atuais do grupo, a mudança para novos padrões, e o congelamento dos novos padrões (LEWIN, 2000, p. 330-336; MOSCOVICI, 2013, p. 158). O descongelamento refere-se ao processo que tenta alterar o valor social do padrão atual do grupo; a mudança diz respeito à valorização e à adoção de novos padrões de atitudes e comportamentos; e o congelamento refere-se à manutenção do novo padrão conseguido.

No desenvolvimento de competências pessoais em grupo, as estratégias metodológicas da mudança social planejada e da pesquisa-ação são incorporadas na medida em que há planejamento das atividades, avaliação do nível de competências pessoais antes e depois da intervenção; a intervenção psicológica é dirigida a desconstruir padrões de crenças e atitudes que dificultam a adaptação à velhice para promover uma reconstrução em bases mais saudáveis e positivas.

Terapias cognitivo-comportamentais

Um princípio básico nas diferentes abordagens denominadas terapias cognitivo-comportamentais (BECK, 2013; KNAPP, 2004; MELO, 2014; RANGÉ, 2011) é que existe uma inter-relação entre cognição, emoção e comportamento, sendo que as emoções e os comportamentos são influenciados pelas cognições (pensamentos, crenças, avaliações, atribuições, julgamentos). As cognições podem ser monitoradas e alteradas; alterações nas estruturas cognitivas produzem mudanças nas emoções e comportamentos subjacentes (MELO, 2014, p. 21). Esse mecanismo estaria presente não apenas no funcionamento psicopatológico, mas também no funcionamento normal. "Um evento comum do nosso cotidiano pode gerar diferentes formas de sentir e agir em diferentes pessoas, mas não é o evento em si que gera as emoções e os comportamentos, mas sim o que nós pensamos sobre o evento" (KNAPP, 2004, p. 20).

A estratégia básica da terapia cognitiva (BECK, 2013; KNAPP, 2004; LEAHY, 2006) para produzir mudanças é a reestruturação cognitiva. Parte-se do pressuposto de que as cognições (pensamentos, crenças, atribuições, avaliações, julgamentos) são hipóteses que as pessoas têm sobre os fatos. Como tais, podem corresponder aos fatos ou não. Quando cognições não correspondem aos fatos, por exemplo, percepções exageradas ou tendenciosas do fato, são consideradas disfuncionais[1]. As cognições disfuncionais costumam trazer sofrimento e dificultam o desempenho ou a adaptação das pessoas às situações da vida. Assim, a reestruturação cognitiva questiona as cognições disfuncionais da pessoa, levando-a a buscar evidências que as sustentem ou que as contradigam, bem como a considerar formas alternativas de pensar sobre a questão em foco. Isto é feito por meio de técnicas variadas (LEAHY, 2006; MCMULLIN, 2005), com destaque para a descoberta guiada, que consiste em questionamentos simples (questionamento socrático), por meio dos quais a pessoa vai sendo guiada a evocar e identificar pensamentos disfuncionais, de forma a descobrir os

---
[1] Inexata ou inútil (Beck, 2013, p. 42) ou ainda, distorcida (Knapp, 2004, p. 20).

significados atribuídos às situações (KNAPP, 2004, p. 136). O objetivo é que a pessoa modifique suas cognições, tornando-as mais realistas e funcionais.

Há inúmeras evidências empíricas da efetividade da abordagem cognitivo-comportamental no tratamento dos transtornos psicopatológicos (CLARK & BECK, 2012; DOBSON & DOBSON, 2010; KNAPP, 2004; RANGÉ, 2011). Mas, atualmente, os princípios das terapias cognitivo-comportamentais são aplicados a uma ampla gama de situações (BECK, 2013; RANGÉ, 2011), não necessariamente patológicas, tais como na terapia de casais e famílias (DATTILIO, 2011; Leahy, 2010), na psicologia da saúde (RUDNICKI & SANCHEZ, 2014) e hospitalar (GORAYEB et al., 2015), e no treino de habilidades sociais (DEL PRETTE & DEL PRETTE, 2014).

No desenvolvimento de competências pessoais em grupo, os pressupostos e as técnicas advindos das terapias cognitivo-comportamentais são aplicados visando educação e promoção de saúde no âmbito primário (preventivo). As estratégias e técnicas cognitivas, especialmente a reestruturação cognitiva por meio da descoberta guiada, são utilizadas visando desenvolver recursos pessoais e modificar atitudes.

Como integrar estas contribuições teórico-metodológicas na proposta de desenvolver competências pessoais em grupo?

Entende-se que o método de pesquisa-ação tem pontos em comum com o método experimental de pesquisa científica que adota o delineamento intrassujeito, em que o sujeito é o seu próprio controle (GERRIG & ZIMBARDO, 2005, p. 59). Nesse método, os sujeitos da pesquisa são avaliados com relação a um objeto específico (memória, por exemplo); em seguida, são submetidos a uma experiência (treino, por exemplo); e, posteriormente, nova medida avaliativa é realizada visando encontrar diferenças no desempenho antes e depois da experiência. No desenvolvimento de competências pessoais em grupo, as pessoas são avaliadas com relação a essa questão antes e depois da intervenção psicológica. Essa estratégia permite que se tenham dados objetivos para avaliar o efeito da intervenção.

A mudança social planejada (LEWIN, 2000; MOSCOVICI, 2013) prevê o descongelamento dos padrões de conhecimentos e valores do grupo e a mudança para novos padrões. Isto implica desestruturar atitudes e crenças estabelecidas para desenvolver novas. Esse processo assemelha-se ao utilizado nas terapias cognitivas para promover a reestruturação cognitiva, na medida em que esta promove mudança de crenças via questionamento dos pensamentos disfuncionais do indivíduo, levando-o a desconstruir suas hipóteses anteriores e a construir novos pensamentos, mais funcionais. A diferença, além dos objetivos a que cada uma se propõe, é que o processo de mudança social planejada de Lewin não oferece técnicas muito elaboradas para promover a mudança. Já a terapia cognitiva apresenta inúmeras técnicas bem estruturadas para isso (LEAHY, 2006; MCMULLIN, 2005). No desenvolvimento de competências pessoais em grupo, as pessoas são levadas a identificar e avaliar crenças e atitudes sobre si e a velhice por meio de questionamentos gerados a partir das atividades propostas. Esse processo visa, por um lado, favorecer a desconstrução de crenças e atitudes que dificultam a adaptação bem-sucedida à velhice e, por outro lado, o desenvolvimento de competências pessoais que auxiliem a adaptação às perdas e a descoberta de potencialidades.

O modelo tridimensional de mudança de atitudes (RODRIGUES et al., 2015) e os princípios que embasam as terapias cognitivo-comportamentais (BECK, 2013; KNAPP, 2004; RANGÉ, 2011) são complementares, uma vez que em ambos se admite que a mudança em qualquer um dos componentes – cognitivo, afetivo/emocional e comportamental – interfere no outro. A proposta de desenvolver competências pessoais em grupo comunga desse princípio, investe na mudança nos componentes cognitivo e afetivo, esperando obter mudanças comportamentais que retroalimentem as crenças e as emoções.

Finalmente, acredita-se que as estratégias e técnicas de reestruturação cognitiva e de mudança de atitude, aliadas às técnicas ludo-pedagógicas de trabalho grupal, tais como exercícios de dinâmica de grupo e de sensibilização (ANTUNES, 2000; FRITZEN, 1982, 1991; KIRBY, 1995, MOSCOVICI, 2013), jogos, dramatizações e música, constituem-se em ferramentas metodológicas com grande possibilidade de produzir os resultados esperados.

Procedimentos técnicos

O desenvolvimento de competências pessoais para viver bem a velhice começa pelo planejamento. O planejamento das atividades se faz com base nas políticas de saúde para a velhice (Brasil/MS, 2006; Who, 2002) e na psicologia do envelhecimento (Baltes & Baltes, 1990; Khoury, 2005; Fortes-Burgos, 2010; Neri, 1993, 1995, 2006, 2013a, 2013b; Neri & Fortes-Burgos, 2013; Neri & Freire, 2000; Neri, Yassuda & Cachioni, 2004), que aponta os recursos pessoais como importantes para a plasticidade comportamental e a resiliência, assinalando a possibilidade de desenvolvê-los em situação de interação social e processo reflexivo (Baltes & Staudinger apud Neri, 2013a). O planejamento pauta-se, ainda, na necessidade de desenvolver atitudes positivas com relação à velhice, de forma a favorecer a percepção de potencialidades nessa fase da vida. Com base nesses pressupostos e evidências empíricas, são escolhidos temas relevantes para a promoção da velhice saudável e bem-sucedida (Quadro 1).

A quem se destina o grupo?

O grupo se destina a pessoas a partir de 45 anos (meia-idade) e que, preferencialmente, pertençam a grupos já constituídos, clubes ou associações. Tentativas de formar grupos específicos para esta atividade não se revelaram produtivas, pelo menos em nossa experiência.

Que tamanho deve ter o grupo?

O tamanho do grupo tem uma grande importância. É desejável que o número de participantes em cada grupo seja de 15 a 20 pessoas. Grupos muito pequenos (menos de 10 pessoas) poderiam assumir características de grupos terapêuticos. Por outro lado, grupos muito grandes (mais de 25 pessoas) poderiam inviabilizar o trabalho de desenvolvimento do grupo, prejudicando sua qualidade. Assim, por exemplo, na Uniterci, onde todos os anos são matriculadas cerca de 50 a 60 pessoas a partir de 55 anos, costumamos alocá-las em dois grupos distintos, cada qual formado por cerca de 20 a 25 integrantes.

Qual o número de sessões e sua duração?

Os grupos que temos trabalhado funcionam com sessões ou encontros semanais, em um total de 12, com duração de 90 minutos cada um. Contudo, isso pode ser flexibilizado dependendo da necessidade e/ou disponibilidade dos participantes, da organização/instituição onde o grupo de desenvolvimento será realizado, ou do profissional que coordenará o grupo. Em nossa experiência, já atendemos grupos duas vezes por semana; realizamos oficinas com duração de 120 minutos e com número de encontros menor (10, por exemplo) ou maior (16, por exemplo).

Como está estruturado e como funciona o grupo?

O grupo para desenvolver competências pessoais está estruturado em quatro etapas (Quadro 1).

Etapa 1 – Pré-intervenção: avaliação inicial e conhecimento sobre a proposta.

Esta etapa é realizada em sessão única. Após breve apresentação do profissional e de sua equipe, propõe-se a aplicação de um instrumento[2] adequado para medir competências pessoais, sob o pretexto de conhecer o que pensam os membros do grupo a respeito de situações da própria vida.

Os instrumentos que temos utilizado (Anexo A) foram elaborados especialmente para avaliar o nível de desenvolvimento das competências pessoais, relativamente aos aspectos que trabalhamos em nossos grupos voltados para a velhice, antes e depois da intervenção. Em anos anteriores foram utilizados outros instrumentos com esse fim (ALBUQUERQUE & TRÓCCOLI, 2004; NERI, 1999). Contudo, muitos dos itens desses instrumentos não expressavam aquilo

---

2 Os instrumentos que temos utilizado são autoaplicáveis; contudo, considerando o baixo grau de instrução de muitos idosos e a dificuldade de visão de outros, recomenda-se que as instruções sejam fornecidas de forma bem didática, com auxílio de slides (Power Point) e que o facilitador do grupo e seus auxiliares coloquem-se à disposição para esclarecer dúvidas e/ou para acompanhar o preenchimento daqueles que demonstrarem dificuldade. Recomenda-se, ainda, que o facilitador e seus auxiliares fiquem se movimentando pela sala, a fim de perceber se alguém necessita de ajuda. Ao final, quando forem devolvendo os questionários preenchidos, verificar se há algum item sem resposta. Nesse caso, abordar o participante para ver se foi esquecimento ou falta de compreensão.

que realmente trabalhávamos nas atividades que realizávamos. Assim, em 2014 desenvolvemos a Escala de Desenvolvimento Psicossocial para a Terceira Idade – EDEPTI (Anexo A), que ainda nos pareceu incompleta, no sentido de avaliar todos os aspectos trabalhados em nossos grupos, conforme o Quadro 1. Então, em 2016 surgiu a Escala de Competências Pessoais para a Velhice – ECOMPEV (Anexo A), que ainda se encontra em fase de teste.

Após a aplicação do instrumento, o grupo é sensibilizado para a necessidade de desenvolver novas atitudes que ajudem a enfrentar a velhice e a vivê-la com qualidade, o que é feito por meio de palestra interativa. Finalmente, são fornecidas informações quanto aos objetivos do grupo, seu funcionamento, e estabelece-se o contrato.

Como nossa experiência tem sido realizada, em sua maior parte, dentro da programação de atividades ofertadas pela Uniterci, adotamos uma postura de dar liberdade de não participação àqueles que assim o desejarem, de forma que fique bem claro que sua participação é espontânea, não obrigatória. Contudo, enfatizamos a necessidade de assiduidade para aqueles que decidirem participar.

Etapa 2 – Intervenção Preparatória: formação do grupo e preparação para trabalhar em grupo.

É realizada em duas sessões e tem por finalidade formar o grupo, imprimindo-lhe uma identidade, além de preparar as pessoas para trabalhar em grupo. Isto requer que os membros do grupo tenham oportunidade de se conhecer e que sejam sensibilizados a respeitar e a conviver com as diferenças, a aprender com a experiência uns dos outros, aproveitando o grupo como instrumento de aprendizagem e mudança pessoal. As ações com este fim são realizadas por meio de atividades educativas planejadas e identificadas por temas (Quadro 1).

Etapa 3 – Intervenção para Desenvolver Competências Pessoais.

Esta etapa é a maior e se estende por oito sessões. O objetivo é desenvolver competências pessoais – recursos pessoais e atitudes – visando o enfrentamento da velhice e a adaptação positiva a essa fase da vida, na perspectiva da velhice saudável (Brasil/MS, 2006; Who, 2002) e bem-sucedida (Baltes & Baltes, 1990; Neri, 2013a). Nesta etapa, assim como na anterior, são realizadas atividades educativas planejadas, identificadas por temas (Quadro 1). As atividades baseiam-se em diversos recursos, tais como vivências[3], exercícios de dinâmica de grupo ou de sensibilização (Antunes, 2000; Fritzen, 1982, 1991; Kirby, 1995; Moscovici, 2013), dramatizações, vídeos, jogos, músicas do cancioneiro popular etc.

---

3 Com base em Del Prette e Del Prette (2001/2014, p. 106), vivência é entendida aqui como "uma atividade, estruturada de modo análogo ou simbólico a situações cotidianas" de vida dos participantes, "que mobiliza sentimentos, pensamentos e ações, com o objetivo de" promover reflexão e mudança de atitude.

Após a realização das atividades, ocorre a discussão sobre elas. Os membros do grupo são conduzidos pelo coordenador/facilitador a identificar e avaliar crenças e atitudes sobre si próprios e sobre a velhice, sentimentos e emoções. As interferências[4] do facilitador no grupo são realizadas com base na atuação dos membros do grupo durante as atividades propostas, bem como em seus relatos verbais. Porém, não se trata de interpretar o ocorrido, e sim de questionar, favorecendo a desestruturação de crenças e atitudes disfuncionais por meio de técnicas cognitivas (BECK, 2013; KNAPP, 2004; LEAHY, 2006; MCMULLIN, 2005; RANGÉ, 2011), especialmente a descoberta guiada, via questionamento socrático, adaptado para utilização em grupo. Desse modo, novas formas de pensar são abordadas, visando promover a reestruturação cognitiva (mudança de crenças e atitudes) em uma direção considerada saudável e adaptativa para viver a velhice com qualidade e bem-estar.

Etapa 4 – Pós-intervenção: avaliação final.
Ocorre em sessão única, assim como a Etapa 1. O objetivo é reavaliar o grupo quanto ao nível de competências pessoais. Isto é feito por meio da reaplicação do instrumento (Anexo A), bem como da avaliação qualitativa do trabalho realizado, criando-se

---

[4] No sentido de ingerências ou intromissões do facilitador no grupo. Referem-se a comunicações dirigidas ao grupo pelo facilitador, relativas ao ocorrido durante a atividade realizada e à relação da atividade com o tema.

oportunidade para a expressão de aprendizagens ocorridas por meio de atividade lúdica.

Nas etapas 2 e 3 (intervenção), o trabalho no grupo obedece ao seguinte roteiro:
1) Preparação do grupo para a atividade: breve explicação sobre os objetivos, visando motivar o grupo.
2) Realização da atividade.
3) Discussão sobre a atividade:
a) Identificação de percepções e emoções ocorridas durante a atividade;
b) Questionamentos acerca do ocorrido, de acordo com técnicas cognitivas;
c) Relação da atividade lúdica com a vida.
4) Encerramento.
As interferências do facilitador no grupo norteiam-se também pelos princípios de competências sociais, tais como as técnicas para dar e receber *feedback* (FRITZEN, 1991; MOSCOVICI, 2013) e habilidades sociais de comunicação e civilidade (DEL PRETTE & DEL PRETTE, 2001/2014), uma vez que o trabalho em grupo com vistas a mudança de atitude é um exercício constante de comunicação e influência social.

QUADRO 1. ROTEIRO PARA DESENVOLVER COMPETÊNCIAS PESSOAIS EM GRUPO

N	ETAPA	TEMAS, ATIVIDADES E OBJETIVOS
1	PRÉ-INTERVENÇÃO	AVALIAÇÃO INICIAL. Atividade: APLICAÇÃO DA ECOMPEV Objetivo: Conhecer o nível de competências pessoais dos membros do grupo antes da intervenção. PRIMEIRO CONTATO COM O DESENVOLVIMENTO DE COMPETÊNCIAS PESSOAIS Atividade: PALESTRA INTERATIVA "Envelhecimento Saudável e Bem-Sucedido: necessidade de adaptação e desenvolvimento pessoal". Objetivos: Discutir as mudanças que ocorrem com o envelhecimento, mostrar a necessidade de adaptação e de desenvolvimento pessoal, esclarecer os objetivos da oficina, o funcionamento do grupo e estabelecer o contrato.
2	PREPARAR O GRUPO	Tema: APRESENTAÇÕES. Atividade: HISTÓRIA DOS NOMES. Objetivo: Favorecer a troca de informações pessoais entre os membros do grupo, a fim de que possam se conhecer.
3		Tema: PREPARAÇÃO PARA TRABALHAR EM GRUPO. Atividade: FRUTAS DIFERENTES. Objetivo: Sensibilizar o grupo para aceitar as diferenças e aprender com o outro.

4		Tema: RESGATANDO A AUTOESTIMA. Atividade: OBJETO COM SIGNIFICADO ESPECIAL. Objetivo: Promover a valorização dos membros do grupo por meio do resgate do que fizeram de bom ou importante no passado.
5		Tema: INCENTIVANDO A FLEXIBILIDADE. Atividade: QUEM MEXEU NO MEU QUEIJO? Objetivo: Favorecer a percepção de mudanças nas situações do dia a dia; incentivar a flexibilidade na avaliação dos eventos da vida e a busca de novas possibilidades.
6		Tema: INCENTIVANDO O CONTROLE PESSOAL E O PODER DE DECISÃO. Atividade: RESPEITO É BOM E EU GOSTO! Objetivo: Favorecer a percepção do grau de comando que se tem sobre a própria vida (senso de controle) e incentivar a preservação da autonomia.
7	DESENVOLVER COMPETÊNCIAS PESSOAIS	Tema: INCENTIVANDO A AUTOCONFIANÇA. Atividade: VOCÊ CONFIA NO SEU "TACO"? Objetivo: Refletir sobre a importância da autoconfiança para o sucesso do desempenho em domínios diversificados. Mostrar os perigos do elevado senso de eficácia quando associado à falta de disposição para solicitar ajuda nesta fase da vida.
8		Tema: DELEGANDO PODERES PARA TER MAIS TEMPO. Atividade: DESENHO DA CASA. Objetivo: Refletir sobre a necessidade de delegar responsabilidades para ganhar tempo livre que pode ser aproveitado em benefício próprio.
9		Tema: INCENTIVANDO ATITUDES POSITIVAS. Atividade: O GANHADOR E O PERDEDOR. Objetivo: Promover autoavaliação de atitudes que favorecem/dificultam o enfrentamento de situações do dia a dia e a solução de problemas; estimular atitudes positivas.

10		Tema: OBJETIVOS E METAS I. Atividade: DO FUNDO DO BAÚ. Objetivo: Identificar interesses que possam se transformar em metas; avaliar sua adequação e viabilidade no presente.
11		Tema: OBJETIVOS E METAS II. Atividade: ESTRADA DA VIDA. Objetivo: Com base no exercício anterior, trabalhar a distância entre traçar objetivos e o empenho concreto para alcançá-los. Sensibilizar para a necessidade de dar o primeiro passo e de investir tempo e esforço.
12	PÓS-INTERVENÇÃO	AVALIAÇÃO FINAL Atividade 1: REAPLICAÇÃO DA ECOMPEV. Objetivo: Avaliar o nível de competências pessoais dos membros do grupo, depois da intervenção, comparando-o com o nível preexistente. Atividade 2: ATIVIDADE LÚDICA. Objetivo: Permitir a expressão das aprendizagens ocorridas e a avaliação subjetiva do trabalho realizado.

Atividades para desenvolver competências pessoais em grupo

As atividades aqui apresentadas (Quadro 1) foram selecionadas entre aquelas mais frequentemente utilizadas em nossos grupos de desenvolvimento de competências pessoais voltados para a velhice. Essas atividades foram elaboradas pela autora, algumas com a colaboração de estudantes[1] que passaram pelo projeto de extensão. A maioria foi concebida especialmente para este fim, outras são adaptações ou recriações de atividades existentes na literatura sobre jogos e exercícios para treinamento, sensibilização e dinâmica de grupos (FRITZEN, 1982, 1991; KIRBY, 1995).

Embora essas atividades tenham sido utilizadas com sucesso no trabalho que empreendemos ao longo dos anos, configuram-se aqui como sugestões, podendo ser substituídas ou modificadas.

A seguir, serão apresentadas detalhadamente as atividades desenvolvidas nas etapas de intervenção (preparação do grupo e desenvolvimento de competências

---

[1] Agradeço, em especial, a colaboração de Rafaela da Paixão Gurjão, Renata Almeida Figueira, Daiane Gasparetto da Silva, Ângela Carina Sá-Neves e Maria Elizabeth Costa Araújo.

pessoais) mostradas no Quadro 1. Em cada atividade pode-se identificar os objetivos, os materiais utilizados (quando necessário) e os procedimentos para conduzi-la. Os procedimentos incluem a realização da atividade e o roteiro para sua discussão, e visam orientar o desempenho do facilitador na condução da atividade.

A discussão das atividades é realizada basicamente por meio de questionamentos e comentários no sentido de levar o grupo à reflexão para atingir os objetivos propostos em cada tema. Na seção de discussão são apresentados alguns questionamentos e comentários que costumam ocorrer com maior frequência em nossa experiência, a fim de que possam funcionar como orientação para o facilitador na condução da discussão da atividade. Assim sendo, a ordem em que os questionamentos ou comentários aparecem não é rígida ou linear. Nem sempre é necessário fazer todas as perguntas que constam do roteiro sugerido, nem na mesma ordem em que aparecem. Muitas vezes o grupo chega à conclusão esperada antes que algumas perguntas ou comentários sejam feitos. O facilitador/coordenador deve sempre observar o movimento do grupo e decidir os questionamentos ou comentários a fazer. Contudo, é importante e necessário esperar respostas aos questionamentos e levá-las em consideração antes de apresentar novas perguntas ou comentários.

As atividades costumam mobilizar sentimentos e emoções. Assim sendo, é imprescindível que sejam realizadas por profissional treinado e com formação adequada para conduzi-las.

História dos nomes[2]

Objetivos

Favorecer a troca de informações pessoais entre os membros do grupo por meio da história do nome, a fim de que possam se conhecer e, nesse processo, colocar-se em contato consigo próprios.

Material

Folhas de papel ou cartões[3], contendo as seguintes perguntas:

---

1) Quem lhe deu esse nome ou quem escolheu o seu nome?

2) Por que lhe deram esse nome (santo do dia, promessa, homenagem a alguém)?

3) Origem e significado do nome atribuído a você?

4) Gosta ou não gosta do seu nome? Por quê?

5) Como prefere ser chamado no grupo?

Procedimentos

Realização da atividade: Solicitar aos participantes que, um a um, digam seu nome, sua idade e que contem

---

[2] Elaborado a partir de Conscientização do Nome (Fritzen, 1991, p.83-84).

[3] Pode-se também escrever em um quadro ou projetar com a ajuda de um *data show*.

a história do seu nome com base nas perguntas contidas no cartão que receberam.

Pedir para que sejam breves nas histórias devido ao tempo e ao grande número de participantes[4]. Esta instrução é dada porque alguns aproveitam a oportunidade para contar a história da vida, fato que, além de fugir do objetivo, toma um tempo enorme.

Roteiro para a discussão da atividade
Explicar a importância psicológica do nome.

Perguntar o que acontece quando chamamos as pessoas por nomes que não gostam ou não aceitam.

Solicitar que os membros do grupo relatem situações nas quais foram chamados por um nome que não gostam ou em que presenciaram alguém ser chamado por um nome que não aprecia. Pedir que identifiquem pensamentos e sentimentos envolvidos.

Enfatizar a necessidade e a importância social de chamar as pessoas pelo nome que elas gostam, a fim de facilitar a interação social, em vez de criar barreiras a ela.

Frutas diferentes[5]

Objetivos: Sensibilizar o grupo para aceitar as diferenças e aprender com o outro. Trabalhar tolerância/intolerância às diferenças, dificuldade de aceitar

---

4 Em nossa experiência, os grupos geralmente têm mais de 20 pessoas.
5 Elaborado a partir de Lima e Limão (Kirby, 1995, p. 163)

ou conviver com aquilo que é diferente do seu ou de si (sejam costumes, hábitos, valores, atitudes, crenças, padrões de comportamento).

Material
Frutas frescas diferentes (banana, maçã, manga, goiaba, por exemplo).

Procedimentos
Realização da atividade: Dar a cada participante uma fruta[6], entre as que estiverem disponíveis (3 ou 4 frutas diferentes). Dividir os participantes em pequenos grupos, conforme as frutas que receberam, e orientá-los no sentido de que os grupos se posicionem distantes uns dos outros. Se possível, em espaços físicos separados.

Pedir aos grupos que conversem sobre as qualidades/vantagens das suas frutas, procurando identificar em que sua fruta é melhor que as frutas dos outros grupos (por exemplo, banana é melhor que maçã por causa...). Advirta-os para não deixar os outros grupos ouvirem a conversa.[7]

Quando todos terminarem, solicitar aos grupos que elejam um representante para expor a todos o que

---

[6] Se houver dificuldade para conseguir as frutas, pode-se simplesmente dar aos participantes nomes de frutas diferentes.

[7] Esta estratégia tem a finalidade de motivá-los para o exercício, mas também, e principalmente, de evitar que notem a real intenção deste exercício antes da hora.

conversaram. Se necessário, outro membro do grupo complementará as informações. Pedir que desfaçam os pequenos grupos e formem um grande círculo.

Os representantes de cada grupo contarão aos demais o que conversaram e explicarão porque a sua fruta é melhor que a fruta dos outros grupos.

Roteiro para a discussão da atividade

Resumir a atividade, citando exemplos do que foi exposto pelos representantes de cada grupo. Ressaltar que as frutas têm vantagens e desvantagens; apresentam boas qualidades, como também aspectos negativos.

Questionar se podemos comparar as pessoas às frutas e se há alguma semelhança desta atividade com o comportamento das pessoas quando estão em grupo. Comentar que, assim como avaliamos que somente a nossa fruta era detentora de qualidades, a melhor em todos os aspectos quando comparada à fruta dos outros, da mesma forma tendemos a nos perceber e a perceber os outros quando estamos em grupo. Parece haver uma tendência para julgar negativamente pessoas que são diferentes de nós de alguma forma. Quando percebemos alguém como metido, convencido, *chato* ou antipático, por exemplo, a tendência é nos afastar/rejeitar e não interagir com essa pessoa.

Interrogar se só a nossa maneira de ser, de pensar e de agir é que é boa, justa ou correta. Nós também não temos os nossos defeitos? Também não temos pontos negativos?

Assim como as frutas, que têm vantagens e desvantagens, as pessoas que rejeitamos também não teriam suas qualidades? Pode-se fazer comparação com o limão, por exemplo, que é muito azedo, mas, faz uma boa e refrescante limonada. Os outros, que pensam e agem diferente de nós, não teriam nada de bom? Será que não teríamos nada a aprender com eles? Não teríamos nada a trocar?

Que tal não nos deixar levar pelas aparências? Que tal não fazer julgamentos com base na primeira impressão? Comentar que essas impressões muitas vezes funcionam como barreiras que nos impedem de conhecer melhor as pessoas e descobrir suas qualidades. Mesmo aquilo que parece um defeito, uma característica negativa, pode ser importante em determinada circunstância (pode-se citar o exemplo das frutas que "prendem" o intestino, mas, se estivermos com diarreia elas serão muito úteis).

De que maneira as diferentes frutas podem se complementar? De que forma podemos conviver com pessoas diferentes e fazer boas trocas de experiências e aprendizagens?

Pode-se fazer uma boa salada de frutas no final.

Objeto com significado especial

Objetivos: Promover a valorização dos membros do grupo por meio do resgate do que fizeram de proveitoso ou importante no passado. Favorecer a percepção de si e dos ganhos ao longo da vida.

Material

Objetos que os participantes tenham trazido, com base em solicitação no encontro anterior. Pode ser qualquer objeto (peça de roupa, joia, bijuteria, foto, álbum, acessório etc.), contanto que tenha relação com algum momento marcante/importante na vida deles (por exemplo, formatura, primeiro emprego, casamento, aniversário, premiação, viagem etc). Um objeto com significado especial que os façam se sentir valorizados ou reconhecidos.

Procedimentos

Realização da atividade: Pedir aos participantes que, um a um, mostrem o objeto para o grupo e expressem a importância que aquele objeto tem em sua vida; que expliquem porque aquele objeto tem um significado especial para eles.

É importante que o facilitador ou seu auxiliar faça anotações sobre os depoimentos, a fim de utilizá-los posteriormente na discussão da atividade.

Roteiro para a discussão da atividade

Resumir os depoimentos, de forma a relembrar a todos o que aconteceu.

Perguntar o que pensaram e o que sentiram enquanto compartilhavam com o grupo a importância daquele objeto na vida deles.

Depois de ouvir algumas respostas, fazer comentários específicos de tal forma a resgatar o lado positivo daquelas lembranças e valorizar o participante diante de si mesmo e dos outros membros do grupo. Prosseguir até que todos tenham se manifestado.

Comentar que a nossa identidade não carrega somente o presente, mas, também, o nosso passado. Não fomos isso ou aquilo; de certa forma, continuamos sendo, pois imprimimos a nossa marca em nossos feitos e elas permanecem, mesmo quando deixamos de exercer uma função ou um papel.

Encerrar enfatizando a importância de lembrarmos sempre do que fizemos de bom no passado, das nossas vitórias e conquistas, dos reconhecimentos aos nossos feitos (sejam eles relacionados ao trabalho, a dedicação à família etc.). Essas memórias serão especialmente benéficas quando ficarmos bem velhinhos, como estratégia para conservar a autoestima. Pode-se ilustrar com o dito popular *quem já foi rei, sempre será majestade*.

Quem mexeu no meu queijo[8]?

Objetivos: Estimular a percepção das mudanças que ocorrem em situações do dia a dia, especialmente aquelas envolvendo interesses pessoais, atividades, rotinas, papéis sociais e relacionamentos interpessoais. Incentivar a flexibilidade na avaliação de tais situações/eventos e a busca de novas possibilidades.

Material

---

[8] Inspirada no best-seller homônimo, de autoria de Spencer Johnson (2003).

Vídeo "Quem mexeu no meu queijo?"[9]

Folha de papel ou cartão contendo as seguintes perguntas:

---

1) Nesta fase de sua vida, você identifica algum *queijo* que tenha acabado?

2) Você pensou que aquele *queijo* iria durar para sempre?

3) Você chegou a perceber quando estava acabando, assim como os ratinhos Sniff e Scury?

4) E quando seu *queijo* acabou, como você reagiu? Mais parecido com Hem ou com Haw?

5) E quando surgia a oportunidade de comer um *queijo* novo ou diferente (assim como aquele do qual Haw trouxe um pedaço para Hem), você rejeitava, como Hem? Ou o provava, como Haw?

6) Você teve medo de sair à procura de um *queijo* novo?

7) Caso sim, venceu o medo e foi procurar um *queijo* novo? Ou não?

8) Caso tenha vencido, o que fez para vencer o medo?

9) Conseguiu encontrar *queijo* novo?

10) Caso sim, como foi essa experiência? Que lição você aprendeu?

Procedimentos

Realização da atividade: Perguntar se alguém conhece ou já ouviu falar no livro *Quem mexeu no meu queijo?*

Explicar de forma breve que se trata de uma história interessante para refletirmos sobre o nosso

---

9 Disponível na internet.

comportamento diante das mudanças que ocorrem em nossa vida, enfatizando que o queijo é uma metáfora que pode significar muitas coisas.

Exibir o vídeo "Quem mexeu no meu queijo?"

Ao final da exibição, comentar brevemente o vídeo relembrando que o queijo pode ser comparado a muitas coisas em nossa vida, tais como interesses pessoais, atividades, papéis sociais e relacionamentos interpessoais. Ressaltar que, na vida, as coisas estão sempre mudando, nada é para sempre, tudo está em permanente estado de transformação. Pode-se citar a famosa frase do filósofo grego Heráclito: "Ninguém se banha duas vezes no mesmo rio!" Ou a do químico Lavoisier: "Nada se perde, nada se cria, tudo se transforma!". Porém, a despeito disso, quando algum *queijo* se acaba, podemos ter uma atitude semelhante à de Hem ou mais parecida com a de Haw (personagens da história).

Em seguida, entregar aos participantes a folha de papel contendo as perguntas. Solicitar que reflitam, procurando respondê-las para si próprios. Depois de algum tempo, pedir aos participantes que compartilhem com o grupo suas respostas.

Roteiro para a discussão da atividade

Perguntar o que pensaram e o que sentiram enquanto respondiam às perguntas.

Explorar bastante as respostas.

Enfatizar a importância e a necessidade de avaliarmos com frequência (assim como quem cheira o queijo) as coisas que nos dizem respeito, sejam interesses, atividades, projetos, papéis sociais, relacionamentos, ou outra qualquer, a fim de percebermos e reconhecermos as transformações ocorridas.

Quais *queijos* ainda nos satisfazem? Ainda atendem às nossas necessidades? Ou já criaram mofo?

E quando um *queijo* se acaba, quando a mudança é irreversível. Até que ponto somos capazes de lidar ou de conviver com essa transformação? Qual o custo pessoal de aceitar ou de rejeitar a mudança?

Ressaltar a importância de termos a coragem de fazer mudanças necessárias em nossa vida e de procurarmos *queijo novo* em outro lugar, quando o queijo antigo se acaba.

Encerrar mostrando a necessidade de: a) Aprender coisas novas e traçar novos objetivos que preencham o lugar daqueles que já foram alcançados; b) Descobrir e fazer coisas que possam substituir o vazio deixado por papéis sociais antes desempenhados, porém, já cumpridos; c) Reajustar expectativas, a fim de não alimentar ilusões que só trarão sofrimento.

Respeito é bom e eu gosto!

Objetivos: Favorecer a percepção do grau de comando/controle que se tem sobre a própria vida (senso de controle), no sentido de fazer com que direitos sejam respeitados e preconceitos combatidos para se alcançar metas cotidianas.

Incentivar o exercício do autogoverno e o poder de decisão (autonomia).

Material

Cartelas contendo situações cotidianas que envolvam desrespeito aos direitos dos idosos ou preconceito, tais como as listadas abaixo. O número de cartelas deve ser suficiente para as duplas.

1) Você entrou em um ônibus lotado e as cadeiras preferenciais para idosos estão todas ocupadas. Há um jovem sentado em uma delas, mas ele parece não se importar com o fato de você ficar em pé e não lhe oferece o lugar. Como reagiria?
2) Você precisa fazer uma reforma em sua casa. Apesar de você contribuir com a maior parte da renda para o sustento da família, seu filho (ou filha) diz que você deve adiar a reforma para o final do ano, pois agora ele tem outras prioridades. Como você reagiria?
3) Você está no supermercado, em uma fila preferencial para idosos. Todas as outras filas estão enormes. De repente você ouve um comentário assim: "Parece que toda a velharada resolveu sair de casa hoje. Se não fosse isso, a gente já teria sido atendida". Como reagiria?
4) Quando você era jovem tinha muita vontade de aprender ou de fazer algo, mas, não teve oportunidade ou não pôde por alguma razão. Agora a oportunidade surgiu. Porém, sua família é contra e diz que já é tarde demais para você; que você vai correr perigo... Como você reagiria?

5) Um belo dia seu filho (ou filha) lhe diz que a partir daquela data você não poderá mais sair sozinho (a), pois é muito arriscado. Como você reagiria?
6) Um grupo de amigos lhe convida para passar um fim de semana na praia. Provavelmente terá que vestir maiô/biquíni (mulheres) ou sunga (homens) e andar pela areia da praia. Como reage diante dessa expectativa?
7) Você está em um baile para a terceira idade, sentada(o) em sua mesa com amigas (os). De repente alguém lhe convida para dançar. Como reage ante este convite?
8) Você está participando de um grupo para a terceira idade, conhece alguém e inicia uma relação de namoro. Seus filhos se revoltam com você e com o namorado (a). Dizem que você já está velha (o) demais para isto e que esta pessoa só quer se aproveitar de você, só tem interesse. Como reagiria?
9) Você pediu ao seu filho (a) para retirar do banco sua aposentadoria. Porém, ele lhe entregou apenas uma pequena parte do valor e disse que a partir de agora vai administrar o dinheiro, pois entende que você já não consegue fazer isto. Como reagiria?
10) Você chega em um estacionamento e quando se aproxima da vaga destinada aos idosos percebe que alguém foi mais rápido e entrou na vaga. Você para, olha o motorista do tal carro descendo e percebe que ele não é idoso. Como reagiria?

Procedimentos

Realização da atividade: Atribuir letras (A e B) para cada pessoa do grupo. Solicitar que os "As" se juntem com os "Bs", formando duplas. Explicar que irão fazer um teatrinho sobre situações do cotidiano que as pessoas idosas costumam experimentar.

Distribuir as cartelas, uma para cada dupla, e informar que irão encenar essas situações como em uma peça de teatro. Os "As" representarão a si mesmos, encenando como de fato reagiriam na vida real diante de situações semelhantes. Os "Bs" representarão a outra personagem da cena. O facilitador fará o papel de diretor de teatro e instruirá as duplas a respeito dos papéis a representar.

Enquanto uma dupla estiver no *palco*, as outras serão espectadoras. Se o grupo for pequeno, pode-se pedir às duplas que invertam os papéis. Caso o grupo seja grande, não se faz a inversão, a fim de ganhar tempo.

Depois se passa para outra dupla, e assim por diante, até que todas as duplas tenham encenado.

Roteiro para a discussão da atividade
Resumir a atividade, citando exemplos dos comportamentos observados durante as encenações.

Questionar se a maneira como reagiram diante daquelas situações é a melhor maneira; se é a forma mais correta ou a mais adequada.

Vocês se sentem bem com a forma como reagem nessas situações ou em situações semelhantes? Acham que está tudo ok? Ou ficam aborrecidos consigo próprios, sentindo-se frustrados, tolhidos, *engolindo sapo*?

Por que algumas vezes é difícil reagir como deveríamos ou como gostaríamos?

Como podemos reagir de tal forma que nosso comportamento seja a nosso favor?

Comentar sobre a necessidade de: a) Ser assertivo[10] sem ser agressivo; de dar *tapa com luva de pelica* para fazer valer os próprios direitos; b) *Não passar o bastão a ninguém antes do tempo*, ou seja, não entregar o comando da própria vida e o poder de decisão a ninguém antes da hora; c) Ser mais generoso consigo próprio, menos rígido, dando-se oportunidades de ser feliz, de sonhar e de realizar sonhos; d) Estar atento a tudo o que acontece no mundo e disposto a aprender coisas novas, a fim de não perder a liberdade e o poder sobre si próprio e seu ambiente.

Encerrar alertando para a necessidade de se ter bom senso para reconhecer dificuldades e coragem para pedir ajuda ou utilizar auxílios, quando necessário, a fim de continuar mantendo o controle sobre a própria vida.

Você confia no seu *taco*?

Objetivos: Favorecer a percepção do grau de confiança que se tem na própria capacidade de desempenho

---

[10] Assertividade é uma habilidade social de enfrentamento e de afirmação de direitos de maneira apropriada, em situações que envolvam algum risco de consequências negativas. Incluem-se: defesa dos próprios direitos e dos direitos de outrem; recusar pedidos; lidar com críticas; expressar sentimentos negativos de raiva, desagrado, desconforto; discordar e solicitar mudança de comportamento (Del Prette & Del Prette, 2001/2014, p. 75-76).

em diferentes domínios (crença de autoeficácia[11]). Refletir sobre a importância da autoconfiança (de crer-se capaz) para o sucesso do desempenho em atividades cotidianas.

Mostrar os perigos do elevado senso de eficácia quando combinado com a falta de disposição para solicitar ajuda em caso de necessidade, especialmente nessa fase da vida.

Procedimentos

Realização da Atividade: Perguntar aos participantes se conhecem a expressão "você confia no seu *taco*?" Explicar que essa expressão, originária do jogo de bilhar (sinuca), é popularmente utilizada como correspondente à confiança que cada um tem em si próprio para realizar alguma coisa. Pode-se exemplificar com o que acontece no jogo de bilhar.

Em seguida, perguntar: quem aqui confia no seu *taco*? E, sem esperar respostas, solicitar que identifiquem situações cotidianas em que confiam no seu próprio *taco,* compartilhando-as com o grupo. Pode-se auxiliar esse exercício perguntando: para quais coisas ou em que situações do dia a dia vocês confiam mais no próprio *taco*? Depois que todos se manifestarem, passa-se à discussão da atividade.

---

[11] Conceito desenvolvido pelo psicólogo social Albert Bandura (1986, 1997) e que significa crença na própria competência para se desempenhar eficientemente em diferentes domínios.

Roteiro para a discussão da atividade

Resumir as respostas, enfatizando pontos importantes das situações apresentadas pelos membros do grupo.

Questionar se confiamos em nosso *taco* igualmente (no mesmo grau) para tudo. Podem-se dar exemplos pessoais para mostrar que isso não é possível. Comentar que há coisas em que confiamos muito em nosso *taco* para fazê-las, outras em que confiamos pouco e algumas em que não confiamos.

Em seguida, solicitar que relatem situações em que não confiam no próprio *taco* ou em que confiam pouco.

Por que algumas pessoas confiam muito em seu *taco* e outras confiam tão pouco? Comentar o conceito de autoeficácia (BANDURA, 1986; 1997) e seus determinantes.

O que acontece com quem não confia no seu *taco* para um grande número de situações do dia a dia? Comentar sobre o risco de dependência precoce e ressaltar a importância da autoconfiança para continuar desempenhando as atividades da vida diária. Pode-se citar resultados de pesquisas (NERI, 2006) que mostram que pessoas com elevada crença de autoeficácia são mais motivadas, se saem melhor e conseguem ser mais independentes na velhice.

Podemos melhorar o grau de confiança que temos em nosso *taco* para situações necessárias do dia a dia em que confiamos pouco? É possível? Ressaltar que isso exige disposição para enfrentar desafios, vencer temores e aprender novas habilidades.

O que acontece com quem confia exageradamente no próprio *taco*? Advertir sobre o fato de que nessa fase da vida passamos a ter algumas dificuldades e limitações, destacando a importância de deixar o orgulho de lado e solicitar ajuda, quando necessário, a fim de evitar complicações como, por exemplo, as causadas por uma queda.

Encerrar comentando que pedir ajuda, assim como adotar algumas medidas de precaução, não significa falta de confiança no próprio *taco*. São demonstrações de esperteza e sabedoria para continuarmos a desempenhar eficientemente as atividades do dia a dia, a fazer as coisas que sabemos, gostamos e precisamos, apesar das limitações da idade. Pode-se citar como exemplo a tarefa de dirigir na velhice, abordando as medidas de cuidado colocadas por Rozestraten (1993) ou a tarefa de lembrar coisas importantes a fazer no dia a dia, abordando a utilização de recursos compensatórios para auxiliar a memória, tais como agendas etc.

Desenho da Casa

Objetivos: Refletir sobre a necessidade de delegar responsabilidades para ganhar tempo livre, que poderá ser aproveitado em benefício próprio. Enfatizar o apego a modos próprios de fazer as coisas, por um lado, e a dificuldade de confiar na capacidade de outras pessoas para fazê-las, por outro, como obstáculos.

Material
Folhas de papel sem pauta e lápis ou canetas.

Procedimentos
Realização da atividade: Dividir os participantes em dois grupos, atribuindo-lhes números 1 e 2; pedir que formem duplas.

Distribuir o material para as duplas e informar que os números 2 irão pedir aos números 1 que desenhem uma casa, dizendo como querem a casa. Depois, deverão ficar quietos, só olhando. Não fornecer explicações adicionais, tais como, por exemplo: enquanto 1 estiver desenhando, 2 não poderá fazer e nem falar nada. Essa precaução visa deixá-los agir naturalmente, de tal maneira que se possa avaliar o quanto irão interferir na tarefa solicitada ao outro.

Terminada a tarefa, os papéis podem se inverter, dependendo do tempo disponível e do número de participantes no grupo. Quando todos terminarem, desfazem-se as duplas e forma-se um círculo para a discussão.

Roteiro para a discussão da atividade
Perguntar o que acharam do desenho que o colega fez, se estava de acordo com o que pediram ou não. (Na maioria dos casos, não é igual. Embora muitos fiquem satisfeitos).

Questionar como se sentiram quando perceberam que o desenho não estava saindo exatamente do jeito que pediram, e se alguém teve vontade de falar ou de fazer alguma coisa. Indagar se alguém fez um desenho que não parecia ser uma casa de jeito algum, por exemplo, uma bola ou um gato.

Comentar que, assim como nesse exercício, no dia a dia precisamos pedir a outras pessoas que façam muitas coisas para nós. Por exemplo, uma comida, uma limpeza, uma compra, um conserto, ou qualquer outra coisa. Solicitar concordância. As pessoas fazem exatamente igual a como nós o fazemos? (A resposta é, obviamente, não). Como reagimos a isso?

Comentar que, geralmente, nos aborrecemos, nos irritamos porque a encomenda não saiu do jeito que nós faríamos. Tendemos a criticar, a olhar mais para os erros do que para os acertos das pessoas. Porém, teríamos condição de fazer tudo o que precisamos sem a ajuda dos outros? Pode-se conduzir o grupo a pensar, por exemplo, no feijão que comemos, questionando se teríamos condição de fazer tudo o que é necessário para comer um prato de feijão. Pensem em todo o percurso da produção do feijão até que chegue às prateleiras dos supermercados e depois à nossa mesa.

Comentar que não teríamos tempo (o dia só tem 24 horas), nem energia, nem habilidade suficientes (ninguém sabe tudo) para fazer tudo o que necessitamos. Portanto, precisamos que outros o façam por nós. No entanto, relutamos em aceitar o modo dos outros de fazer as coisas, geralmente diferente do nosso modo de fazê-las. Fazer diferente significa que está malfeito?

Qual a consequência de não confiar nos outros e tentar fazer tudo? Vocês conhecem pessoas que vivem dizendo que não têm tempo para fazer o que gostariam? Enfatizar que essas pessoas morrerão sonhando com o que gostariam de ter feito.

Encerrar, mostrando a necessidade de desapego, de delegar responsabilidades, de ser menos exigente e menos crítico, a fim de termos mais tempo para nós, para fazer coisas que temos vontade, que nos dão prazer. Advertir que o tempo pode ser mais bem aproveitado quando se delega responsabilidades. Ressaltar que criticar menos e elogiar mais tem maior chance de produzir os comportamentos desejados.

O Ganhador e o Perdedor[12]

Objetivos: Promover autoavaliação de atitudes que favorecem/dificultam o enfrentamento de situações do dia a dia e a solução de problemas, especialmente diante de dificuldades, falhas e insucessos. Gerar reflexão sobre atitudes que conduzem à vitória/satisfação e atitudes que levam à derrota/frustração; estimular atitudes positivas.

---

12 Inspirada em Fritzen (1982, p. 90).

Material

Folha contendo o texto "O Ganhador e o Perdedor" (Anexo B).

Cartela com as seguintes perguntas:

O que passou pela minha cabeça enquanto ouvia/lia o texto? Quais os itens do ganhador com os quais me identifico mais? Quais os itens do perdedor com os quais me identifico mais?

Procedimentos

Realização da atividade: Informar que lerá um texto sobre ganhadores e perdedores; sobre atitudes que conduzem à vitória (vencedoras) e atitudes que levam à derrota (perdedoras) diante de situações da vida. Solicitar que acompanhem a leitura com atenção.

Distribuir cópias do texto "O Ganhador e o Perdedor". Ler o texto em voz alta e com entonação adequada, fazendo o paralelo entre as atitudes do ganhador e as do perdedor.

Após a leitura, distribuir as cartelas com as perguntas e solicitar que leiam novamente o texto, em silêncio, respondendo para si próprios àquelas perguntas. Pedir que reflitam sobre cada item apresentado, identificando aqueles em que se sentem mais como ganhadores, e aqueles em que se sentem mais como perdedores. Sugerir que façam marcas ao lado dos itens para facilitar o trabalho de identificação.

Roteiro para a discussão da atividade
Perguntar o que pensaram enquanto liam o texto e solicitar que compartilhem com o grupo suas respostas.

Destacar pontos importantes das respostas. Esclarecer que este exercício nos faz perceber a impossibilidade de agirmos sempre como ganhadores. Somos imperfeitos e temos nossos pontos fortes e fracos, nossos defeitos e nossas qualidades.

Questionar se sentem-se incomodados com as situações em que agem como perdedores. Podemos fazer alguma coisa para melhorar, para agir mais como ganhadores do que como perdedores? Ressaltar que podemos adotar algumas estratégias para reduzir frustrações/insatisfações e aumentar as chances de ganhos diante dos problemas/dificuldades.

Com base em alguns itens do texto "O Ganhador e o Perdedor", levantar questionamentos e apresentar estratégias pertinentes, conforme exposto no Quadro 2, o qual pode ser impresso e distribuído aos participantes no final.

Quadro 2. Estratégias para aumentar as chances de ganhos e reduzir frustrações.

ESTRATÉGIAS PARA MELHORAR SEU PLACAR DE GANHADOR

Alguém já nasceu sabendo tudo o que sabe hoje?
Tudo o que você sabe, você aprendeu! Portanto, pode aprender novas soluções para os problemas e novas maneiras de enfrentar as dificuldades. É preciso deixar a *preguiça mental* de lado e acreditar na sua capacidade para aprender.

Alguém já chegou à perfeição sem errar? Alguém consegue fazer bem-feito na primeira tentativa?
Tudo o que você faz bem-feito hoje é resultado de um longo processo de aprendizado e de prática. De erros e acertos.
Só se aprende errando! Só se chega à perfeição corrigindo os erros, procurando aprender sempre mais e treinando bastante para fazer cada vez melhor.

As coisas são sempre 100% do jeito que queremos ou da forma que imaginamos?
Por que focar aqueles 20% ou 30% que deram errado, se 80% ou 70% deram certo?
Avaliar as situações e os acontecimentos da vida, contrabalançando os pontos positivos e negativos, diminui frustrações e aumenta a satisfação. O pessimista só enxerga o que deu errado. O realista vê os dois lados e foca os ganhos. É preciso abandonar o estilo *tudo ou nada; oito ou oitenta*, e enxergar os pontos intermediários entre os extremos. Algumas vezes perdemos a guerra, mas já teremos ganhado muitas batalhas.

Por que dizemos SIM, quando queremos dizer NÃO? Por que é tão difícil dizer NÃO?
Receio de desagradar aos outros? Medo do que vão pensar de nós? O que pode acontecer de pior se dissermos NÃO?
Lembre-se: os outros não podem ler seus pensamentos. O descontentamento do outro passa. Aprender a dizer NÃO quando não quiser ou não puder aceitar uma incumbência ou pedido é ser assertivo. Evita aborrecimentos e prejuízos para você, seja de tempo para fazer coisas que acha importante, seja de dinheiro ou outros.

> *Alguém já conseguiu alcançar algum objetivo apenas esperando que acontecesse? Alguém consegue o que deseja num passe de mágica? Ou esperando que um dia tenha tempo para se dedicar?*
> Lembre-se: *quem espera, nunca alcança!* É preciso começar, dar o primeiro passo. É preciso tomar providências: listar objetivos e eleger prioridades; começar pela prioridade número 1, identificando etapas necessárias a serem cumpridas para o alcance desse objetivo; propor-se à quantidade de tarefas que tenha condição real de realizar em curto prazo (em um dia ou em uma semana); dedicar tempo e investir esforço. Assim, cada etapa vencida será um estímulo para a próxima, até a vitória final.

Do Fundo do Baú

Objetivos: Fazer um levantamento de interesses que possam se transformar em metas nessa fase da vida. Avaliar sua adequação e viabilidade no presente.

Material

Poema "Instantes" (Anexo B) e folhas de papel contendo a atividade "Coisas a fazer" (Anexo C), para investigar interesses que poderão se transformar em objetivos/metas.

Procedimentos

Realização da atividade: Declamar o poema e distribuir as folhas contendo a atividade "Coisas a fazer" (Anexo C). Pedir que preencham os três quadros descrevendo até três coisas que pretendiam fazer no passado, mas não fizeram por alguma razão; até três coisas que começaram a fazer e abandonaram por algum motivo; e até três coisas pelas quais se interessam no momento atual, mas ainda não começaram a fazer.

Ao término desta tarefa, solicitar que escolham uma coisa (somente uma) que tenham muita vontade de fazer ou realizar, circulando o número correspondente no quadro respectivo. Em seguida, pedir que exponham ao grupo suas escolhas, comentando o resultado desta atividade.

Roteiro para a discussão da atividade

Resumir os depoimentos, citando exemplos das escolhas de cada um.

Perguntar o que este exercício significou para eles e se algo lhes chamou a atenção nas colocações dos colegas.

Fazer o grupo refletir acerca da adequação ou viabilidade de suas metas no momento atual. Não para desestimulá-los, é claro, mas para auxiliá-los a pensar em uma maneira de ajustar seus objetivos de tal forma a torná-los viáveis nessa etapa da vida, estimulando-os a dar o primeiro passo. Por exemplo, pode-se perguntar: acham possível a realização dessas vontades agora, nesse momento da vida de vocês? Em geral, as respostas são afirmativas.

Encerrar com as seguintes perguntas que ficarão no ar, para serem trabalhadas na próxima atividade que é sequência desta:
Alguém já deu o primeiro passo?
O que está faltando?
Informar que responderão a essas perguntas no próximo encontro, e solicitar que tragam a folha com o exercício, pois precisarão dela.

Estrada da Vida
Objetivos: Trabalhar a distância entre traçar objetivos/metas e o empenho concreto para alcançá-los. Sensibilizar para a necessidade de dar o primeiro passo e de investir tempo e esforço.
Proporcionar uma continuidade do exercício anterior, no sentido de verificar quem já deu o primeiro passo na direção dos objetivos almejados e estimular quem ainda não deu a fazê-lo. Refletir sobre as dificuldades esperadas para o alcance das metas desejadas/escolhidas e sobre as formas de encarar/enfrentar os obstáculos.

Material
Fita gomada, papel crepom de diversas cores – marrom escuro, laranja, preto, verde-musgo, amarelo –, tesoura, cola, grampeador e a imagem de um alvo.
Folhas de papel com a atividade "Coisas a fazer" (Anexo C), realizada no encontro anterior.

Procedimentos

Realização da atividade: Perguntar quem trouxe a folha com o exercício anterior. Lembrar que esta atividade é uma continuação daquela. Pedir a todos que revejam sua escolha (aquela que circularam), correspondente ao que desejam muito fazer no momento atual.

Informar que precisará de alguns *artistas*; umas quatro ou seis pessoas. Por enquanto, não falar em estrada.

Quando os voluntários se apresentarem, chamar os *artistas* para fora da sala. Explicar que vai desenhar uma estrada no chão da sala e que, ao final dela, haverá um alvo representando aquela meta/objetivo que cada um quer alcançar. Um deles fará o papel de um derrotista/pessimista, que ficará no começo da estrada (a mais ou menos um metro do início), tentando dissuadir o caminhante de prosseguir em direção ao seu objetivo. O outro fará o papel de uma fera[13] – leão, urso, gorila, onça – que ficará mais ou menos no meio da estrada, atacando o caminhante para dificultar sua caminhada. O terceiro fará o papel de uma pedra enorme, que ficará a mais ou menos um metro do alvo, tentando impedir o caminhante de passar (a pedra no meio do caminho). Os outros *artistas* irão se revezar com os três primeiros na metade da tarefa. Desta forma, todos terão sua

---

13 Caso o número de participantes seja grande, ou o tempo seja curto para representar todas as personagens, pode abster-se de representar a fera. Porém, o derrotista e a pedra são essenciais.

chance de caminhar pela estrada. Enfatizar que o papel de cada um deles é tentar impedir o caminhante de prosseguir, porém, sem usar a força, apenas argumentos (a fera e a pedra podem falar).

Prepará-los com as fantasias adequadas (se possível); o papel crepom ajudará nessa composição. Enquanto isso, algum assistente do facilitador já estará fazendo uma estrada no chão da sala, utilizando a fita gomada. A estrada deve ser larga/estreita o suficiente para que uma pessoa caminhe dentro dela e deverá ter algumas curvas acentuadas. Ao final da estrada deve ser colada, em uma parede próxima, a imagem de um alvo.

De volta à sala, pedir aos personagens (*artistas*) que se posicionem na estrada, conforme as instruções recebidas. Aos que ficaram na sala, explicar que ali há uma estrada e ao final dela está aquele objetivo que escolheram (circularam) no encontro anterior (apontar para o alvo). Cada um deles, um por vez, irá se aproximar do início da estrada e dizer a todos, em alto e bom som, o seu objetivo. Em seguida, deverá dar o primeiro passo em direção ao alvo. Enquanto caminha pela estrada, os outros ficam de espectadores. Advertir que durante o percurso encontrarão alguns obstáculos. Poderão optar por prosseguir caminhando ou voltar do meio do caminho. Não é permitido passar para fora da linha demarcatória da estrada (falar que há abismos).

Roteiro para a discussão da atividade
Resumir a atividade, citando exemplos dos comportamentos observados durante a caminhada pela estrada.

Perguntar o que aprenderam com esta atividade e o que esta vivência significou para eles; como se sentiram diante dos obstáculos e se tiveram vontade de desistir. Se tiverem ocorrido desistências, perguntar por que desistiram. Aos que foram até o fim, perguntar o que os motivou a prosseguir.

Como tentaram enfrentar os obstáculos? De que forma lutaram? (Explorar bastante as formas de luta). Foi difícil? Foi fácil? Qual a sensação de ter chegado até o fim?

Retomar as perguntas que ficaram no ar ao final da atividade anterior, conduzindo o grupo a uma reflexão sobre o investimento nas metas escolhidas:

Alguém aqui já deu o primeiro passo em direção ao seu objetivo? Se não, o que está faltando? Se sim, está encontrando obstáculos? Como os está enfrentando?

Perguntar se os obstáculos estão sempre fora de nós, se estão sempre nos outros, por exemplo, ou se há obstáculos que estão dentro de nós mesmos. Comentar que muitas vezes os obstáculos estão na nossa maneira de encarar a vida e os problemas, na nossa forma de nos relacionar com os outros.

Encerrar a atividade incitando-os ao enfrentamento dos obstáculos para alcançar os objetivos almejados, a lidar com as dificuldades, de forma a não desistir. Isso pode ser feito por meio dos seguintes questionamentos que encerrarão a atividade:

Que tal avaliar como estamos caminhando nas estradas atuais de nossa vida e como estamos enfrentando as pedras e as feras que aparecem em nosso caminho?

Como encaramos as dificuldades? Como um beco sem saída ou como um desafio?

E quando não conseguimos o que queremos? O que fazemos com a derrota? Uma oportunidade para avaliar erros e traçar novos rumos ou uma chance para *pendurar as chuteiras?*

Referências

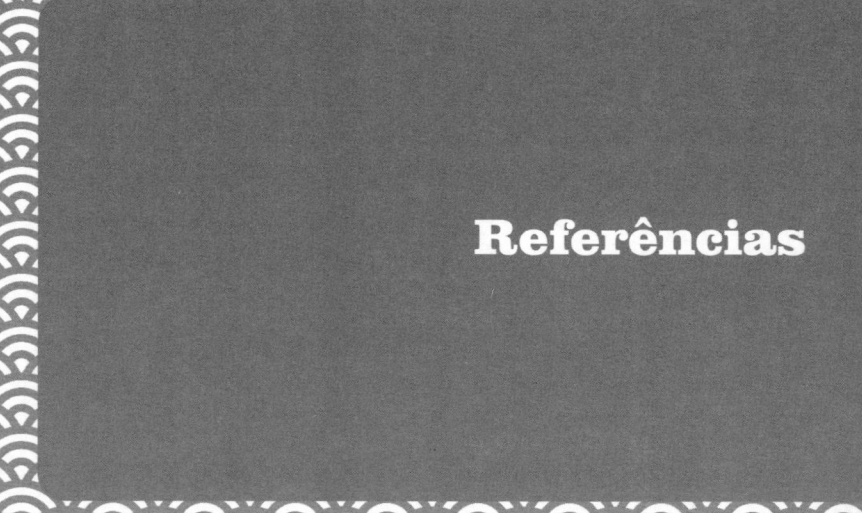

ALBUQUERQUE, A. S., & TRÓCCOLI, B. T. *Desenvolvimento de uma escala de bem-estar subjetivo. Psicologia: Teoria e Pesquisa.* Brasília: Universidade de Brasília, 2004. 153-164.

ANTUNES, C. *Manual de técnicas de dinâmica de grupo, de sensibilização, de ludopedagogia.* 20ª ed. Petrópolis/RJ: Vozes, 2000.

BALTES, P. B. *Theoretical propositions of life-span developmental psychology: On the dynamics between growth and decline.* Washington: American Physiological Association, *1987, vol.23,* n.3, 611-626.

BALTES, P. B. *On the incomplete architecture of human ontogeny: Selection, optimization and compensation as foundation of developmental theory.* Washington: American Psychologist, 1997, *vol. 52, n. 4,* 366-380.

BALTES, P. B., & BALTES, M. M. Psychological perspectives on successful aging: The model of selective optimization with compensation. Em P. B. Baltes & M. M. Baltes (Orgs.), *Successful aging: Perspectives from the behavioral sciences.* New York: Cambridge University Press, 1990, pp. 1-34.

BALTES, P. B. & SMITH, J. *Lifespan Psychology: From Developmental Contextualism to Developmental Biocultural Co-constructivism*. Research in Human Development, 2004, vol. 1, n.3, 123-144.

BANDURA, A. *Social foundations of thought and action*. New Jersey: Prentice-Hall, 1986.

BANDURA, A. *Self-Efficacy: The Exercise of Control*. New York: W. H. Freeman Company, 1997.

BECK, J. S. *Terapia cognitivo-comportamental: teoria e prática*; 2ª ed. Porto Alegre/RS: Artmed, 2013.

BRASIL, Ministério da Saúde. *Política Nacional de Saúde da Pessoa Idosa – PNSPI*, Portaria No. 2528 de 19/10/2006. Brasília: MS, 2006.

CLARK, D. A., & BECK, A. T. *Terapia cognitiva para os transtornos de ansiedade*. Porto Alegre/RS: Artmed, 2012.

DATTILIO, F. M. *Manual de terapia cognitivo-comportamental para casais e famílias*. Porto Alegre/RS: Artmed, 2011.

DEL PRETTE & Del Prette. *Psicologia das Relações Interpessoais: Vivências para o trabalho em grupo*; 11ª ed. Petrópolis/RJ: Vozes, 2001.

DOBSON, D., & DOBSON, K. S. *A terapia cognitivo-comportamental baseada em evidências*. Porto Alegre/RS: Artmed, 2010.

FORTES-BURGOS. *Condições de risco biológico e psicossocial, recursos psicológicos e sociais e funcionalidade em idosos residentes na comunidade*. Tese de Doutorado. Faculdade de Educação. Campinas: Universidade Estadual de Campinas, 2010.

Fritzen, S. J. *Exercícios práticos de dinâmica de grupo* (2v.). 3ª ed. Petrópolis/RJ: Vozes, 1982.

Fritzen, S. J. *Janela de Johari: exercícios vivenciais de dinâmica de grupo, relações humanas e de sensibilidade*. 7ª ed. Petrópolis/RJ: Vozes, 1991.

Gerrig, R. J., & Zimbardo, P. G. Métodos de pesquisa em psicologia. Em R. J. Gerrig & P. G. Zimbardo, *A psicologia e a vida*, 16ª ed. Porto Alegre/RS: Artmed, 2005, pp.51-70.

Gorayeb, R (Org.). *A prática da psicologia no ambiente hospitalar*. Novo Hamburgo: Sinopsys, 2015.

Heckhausen, J., & Schulz, R. A life-span theory of control. Psychological Review, *1995, vol. 102, n. 2*, 284-304.

Heckhausen, J., Wrosch, C., & Schulz, R. A motivational theory of life-span development. Psychological Review, *117*, 2010, pp. 32-60.

Johnson, S. *Quem mexeu no meu queijo?* 39ª ed. Rio de Janeiro: Record, 2003.

Khoury, H. T. T. *Controle primário e controle secundário: relações com indicadores de envelhecimento bem-sucedido*. Tese de Doutorado. Brasília: Universidade Brasília/Instituto de Psicologia, 2005. Disponível em <http://profahilmakhoury.blogspot.com.br/>. Acesso em 18 jul. 2017.

Khoury, H. T. T. Desenvolvimento psicossocial e velhice bem-sucedida. Em H. B. Evelin (Org.). *Velhice cidadã: um processo em construção*. Belém/PA: EDUFPA, 2008, pp. 165-180.

KHOURY, H. T. T. Envelhecimento, subjetividade e saúde: Experiências de intervenção psicológica por meio da extensão universitária. Em: Conselho Federal de Psicologia. (Org.). *Envelhecimento e Subjetividade*; 1ª ed. Brasília-DF, 2009.

KHOURY, H. T. T., & GÜNTHER, I. A. Percepção de controle, qualidade de vida e velhice bem-sucedida. Em D.V.S. FALCÃO & C.M.S.B. Dias (Orgs.). *Maturidade e Velhice: pesquisas e intervenções psicológicas*. São Paulo: Casa do Psicólogo, 2006, vol. 2, pp. 297-312.

KHOURY, H. T. T., & GÜNTHER, I. A. *Processos de Auto-Regulação no Curso de Vida: Controle Primário e Controle Secundário*. Porto Alegre: Psicologia: Reflexão e Crítica, *2009, vol. 22, n.1*, 144-152.

KHOURY, H. T. T., & GÜNTHER, I. A. Desenvolvimento de uma medida de controle primário e secundário para idosos. Porto Alegre: Psicologia: Teoria e Pesquisa, *2013, vol. 29, n.3*, 277-285.

KIRBY, A. *150 jogos de treinamento*. São Paulo: T & D, 1995.

KNAPP, P. Princípios fundamentais da terapia cognitiva. Em P. Knapp (Org.). *Terapia cognitivo-comportamental na prática psiquiátrica*. Porto Alegre/RS: Artmed, 2004, pp. 19-41.

LEAHY, R. L. *Técnicas de terapia cognitiva: manual do terapeuta*. Porto Alegre/RS: Artmed, 2006.

LEAHY, R. L. *Terapia cognitiva contemporânea: teoria, pesquisa e prática*. Porto Alegre/RS: Artmed, 2010.

Lewin, K. *Resolving social conflicts and Field theory in social Science*; 2nd Ed. Washington, DC: American Psychological Association, 2000.

Melo, W. V. (Org.). *Estratégias psicoterápicas e a terceira onda em terapia cognitiva*. Novo Hamburgo: Sinopsys, 2014.

McMullin, R. E. *Manual de técnicas em terapia cognitiva*. Porto Alegre/RS: Artmed, 2005.

Moraes, E. N. (2010). *Avaliação multidimensional do idoso: instrumentos de rastreio*. Belo Horizonte/MG: Folium.

Moscovici, F. *Desenvolvimento interpessoal: treinamento em grupo*. 22ª ed. Rio de Janeiro: José Olímpio, 2013.

Néri, A. L. (Org.). *Qualidade de vida e idade madura*. Campinas/SP: Papirus, 1993.

Néri, A. L. (Org.). *Psicologia do envelhecimento: temas selecionados na perspectiva de curso de vida*. Campinas/SP: Papirus, 1995.

Neri, A. L. *Fundamentos para uma escala de geratividade*. Campinas/SP: Unicamp/Fapesp, 1999. (Relatório de pesquisa não-publicado).

Neri, A. L. Crenças de auto eficácia e envelhecimento bem-sucedido. Em E.V. Freitas, L. Py, F.A.X. Cançado, J. Doll, & M.L. Gorzoni (Orgs.), *Tratado de geriatria e gerontologia*. 2ª ed. Rio de Janeiro/RJ: Guanabara-Koogan, 2006, pp.1267-1276.

Neri, A. L. Teorias psicológicas do envelhecimento: percurso histórico e teorias atuais. Em E. V.

Freitas, L. Py, F. A. X. Cançado, J. Doll, & M. L. Gorzoni (Orgs.), *Tratado de geriatria e gerontologia*. 3ª ed. Rio de Janeiro: Guanabara Koogan, 2013a. (pp.34-46).

NERI, A. L. Bem-estar subjetivo, personalidade e saúde na velhice. Em E. V. Freitas, L. Py, F. A. X. Cançado, J. Doll, & M. L. Gorzoni (Orgs.), *Tratado de geriatria e gerontologia*. 3ª ed. Rio de Janeiro: Guanabara Koogan, 2013b, pp.1495-1506.

NERI, A. L., & FORTES-BURGOS, A. C. G. A dinâmica do estresse e enfrentamento na velhice. Em E. V. Freitas, L. Py, F. A. X. Cançado, J. Doll, & M. L. Gorzoni (Orgs.), *Tratado de geriatria e gerontologia*. 3ª ed. Rio de Janeiro: Guamabara Koogan, 2013, pp.1507-1521.

NERI, A. L., & FREIRE, S. A. (Orgs.). *E por falar em boa velhice*. Campinas/SP: Papirus, 2000.

NERI, A. L., YASSUDA, M. S., & CACHIONI, M. (Orgs.). *Velhice bem-sucedida: aspectos afetivos e cognitivos*. Campinas/SP: Papirus, 2004.

RANGÉ, B. (Org.). *Psicoterapias cognitivo-comportamentais: um diálogo com a psiquiatria*; 2ª ed. Porto Alegre: Artmed, 2011.

RODRIGUES, A. *Psicologia Social*; 7ª ed. Petrópolis/RJ: Vozes, 1978.

RODRIGUES, A. *Estudos em Psicologia Social*. Petrópolis/RJ: Vozes, 1979.

RODRIGUES, A., ASSMAR, E. M. L., & JABLONSKI, B. *Psicologia Social*. 32ª ed. Petrópolis/RJ: Vozes, 2015.

ROZESTRATEN, R. J. A. Envelhecimento, mobilidade e participação no trânsito. Em A. L. Neri (Org.),

Qualidade de vida e idade madura. Campinas/SP: Papirus, 1993, pp. 157-190.

Rudnicki, T., & Sanchez, M. M. (Orgs.). *Psicologia da Saúde: a prática da terapia cognitivo-comportamental em hospital geral.* Novo Hamburgo: Sinopsys, 2014.

Seligman, M. E. P., & Csikszentmihalyi, M. *Positive Psychology: An introduction.* Washington: American Psychologist, 2000, vol. 55, n.1, 5-14.

Schulz, R., & Heckhausen, J. *A life-span model of successful aging.* Washington: American Psychologist, 1996, vol. 51, n.7, 702-714.

Who, World Health Organization. *Active Ageing: A policy framework.* Second United Nations World Assembly on Ageing, Madrid, Spain, 2002.

ANEXO A
Escalas de Competências Pessoais (ECOMPEV) e de Desenvolvimento Psicossocial (EDEPTI)

ESCALA DE COMPETÊNCIAS PESSOAIS PARA A VELHICE (ECOMPEV)

Abaixo, você vai encontrar algumas perguntas sobre você mesmo e sobre a sua vida no momento atual. Por favor, responda dizendo NÃO/NUNCA, ALGUMAS VEZES/TALVEZ OU SIM/QUASE SEMPRE, conforme o caso.

1. Você se sente feliz com o que alcançou na vida?
( ) Não ( ) Algumas vezes ( ) Quase sempre

2. Você acha que dá conta de fazer as coisas que precisa no seu dia a dia?
( ) Não ( ) Algumas vezes ( ) Quase sempre

3. *Sair da rotina diária lhe incomoda?
( ) Nunca ( ) Algumas vezes ( ) Quase sempre

4. Na hora de tomar decisões importantes sobre sua vida, é você quem dá a última palavra?
( ) Nunca ( ) Algumas vezes ( ) Quase sempre

5. *Quando alguém desrespeita os seus direitos, você fica quieto esperando que a pessoa entenda?

( ) Nunca ( ) Algumas vezes ( ) Quase sempre

6. Diante de uma situação ou problema um difícil de resolver, você costuma acreditar que sempre há uma saída?
( ) Nunca ( ) Algumas vezes ( ) Quase sempre

7. *Se você pudesse voltar atrás no tempo, faria tudo diferente na sua vida?
( ) Não ( ) Talvez ( ) Sim

8. Você se considera capaz de aprender coisas que nunca fez antes?
( ) Não ( ) Talvez ( ) Sim

9. Diante de grandes mudanças (por exemplo: aposentadoria, filhos que saem de casa, separação), você costuma se adaptar com facilidade?
( ) Nunca ( ) Algumas vezes ( ) Quase sempre

10. Você considera que se governa (dirige a sua vida)?
( ) Não ( ) Talvez ( ) Sim

11. Quando você sofre preconceito ou percebe alguém sofrendo preconceito, você faz alguma coisa para combater?
( ) Nunca ( ) Algumas vezes ( ) Quase sempre

12. *Quando as coisas não acontecem do jeito que você imaginava, você costuma pensar que deu tudo errado?
( ) Nunca ( ) Algumas vezes ( ) Quase sempre

13. Você se orgulha da pessoa que você é?

( ) Não ( ) Talvez ( ) Sim

14. *É difícil para você aprender a lidar com as novidades tecnológicas do mundo moderno (por exemplo: internet, celular)?
( ) Nunca ( ) Algumas vezes ( ) Quase sempre

15. Você aceitaria tranquilamente fazer suas coisas de um jeito diferente daquele que sempre fez?
( ) Não ( ) Talvez ( ) Sim

16. *Quando deseja fazer algo importante para você e alguém da sua família é contra, você desiste imediatamente?
( ) Nunca ( ) Algumas vezes ( ) Quase sempre

17. Quando está insatisfeito com alguma coisa, você tenta modificar a situação para que fique do seu gosto?
( ) Nunca ( ) Algumas vezes ( ) Quase sempre

18. *Os reveses da vida costumam lhe arrasar?
( ) Nunca ( ) Algumas vezes ( ) Quase sempre

DIMENSÕES

Autoestima – AEST: itens 1, 7*, 13 (satisfação consigo próprio, autovalorização).
Autoeficácia – AEF: itens 2, 8, 14* (crença na própria capacidade/eficiência para desempenho em situações específicas).
Flexibilidade – FLEX: itens 3*, 9, 15 (facilidade de aceitação e adaptação às mudanças).

Autonomia – AUT: itens 4, 10, 16* (poder de decisão, autogoverno).
Senso de Controle – SCO: itens 5*, 11, 17 (crença na própria capacidade de alterar o ambiente para alcançar metas).
Enfrentamento/Resiliência – ENF: itens 6, 12*, 18* (capacidade de enfrentar e recuperar-se dos efeitos da exposição a eventos estressantes, tais como de dificuldades e insucessos).

ANÁLISE DAS RESPOSTAS AOS ITENS

Atribuir pontos às respostas:
Não/Nunca = 1; Algumas Vezes/Talvez = 2; Sim/Quase Sempre = 3.
Inverter a pontuação dos itens 3, 5, 7, 12, 14, 16 e 18, indicados por um asterisco.
Somar os pontos obtidos e avaliar o nível de competência pessoal de acordo com a seguinte classificação:[1]

Número de Pontos	Classificação
18 a 26	Muito Baixo
27 a 36	Baixo
37 a 45	Moderado
46 a 54	Alto

---

[1] Esta classificação foi realizada com base nos quartis calculados entre o número mínimo de pontos possível (18) e o máximo (54).

ESCALA DE DESENVOLVIMENTO PSICOSSOCIAL PARA A TERCEIRA IDADE – EDEPTI[2]

Abaixo você vai encontrar algumas perguntas sobre você mesmo. Por favor, responda dizendo NUNCA, ÀS VEZES OU SEMPRE, conforme o caso.

1. Você dá conta de fazer as coisas que precisa no seu dia a dia?
( ) Nunca ( ) Às vezes ( ) Sempre

2. Quando você olha para trás, consegue ficar satisfeito com o que alcançou na vida?
( ) Nunca ( ) Às vezes ( ) Sempre

3. *É difícil para você lidar com as novidades que aparecem (costumes, tecnologias)?
( ) Nunca ( ) Às vezes ( ) Sempre

4. Na hora de tomar decisões importantes sobre sua vida, é você quem dá a última palavra?
( ) Nunca ( ) Às vezes ( ) Sempre

---

[2] O uso dessa escala foi abandonado por que alguns itens geravam dificuldade de compreensão (p.ex. 2, 6, 8, 10). Além disso, o número de itens não era suficiente para abarcar todas as dimensões trabalhadas no grupo de desenvolvimento de competências pessoais. Porém, alguns trabalhos apresentados em eventos científicos foram realizados com base nessa escala, o que motivou sua apresentação aqui.

5. Se você não sabe fazer alguma coisa que lhe interessa, procura aprender?
( ) Nunca ( ) Às vezes ( ) Sempre

6. Quando alguma coisa importante se acaba ou se vai, você procura substituir a ausência?
( ) Nunca ( ) Às vezes ( ) Sempre

7. Você acha que tem muita coisa para ensinar aos jovens?
( ) Nunca ( ) Às vezes ( ) Sempre

8. *Você pensa que já fez tudo o que precisava fazer nesta vida?
( ) Nunca ( ) Às vezes ( ) Sempre

9. Quando está insatisfeito com alguma coisa, você tenta modificar a situação?
( ) Nunca ( ) Às vezes ( ) Sempre

10. Você acha que se governa?
( ) Nunca ( ) Às vezes ( ) Sempre

11. Quando você tem dificuldade para fazer alguma coisa, pede ajuda aos outros?
( ) Nunca ( ) Às vezes ( ) Sempre

12. Você se considera capaz de aprender coisas que nunca fez antes?
( ) Nunca ( ) Às vezes ( ) Sempre

13. Quando os seus direitos são desrespeitados, você reage para que os respeitem?

( ) Nunca ( ) Às vezes ( ) Sempre

14. *As situações difíceis da vida costumam lhe derrubar (abater muito)?
( ) Nunca ( ) Às vezes ( ) Sempre

DIMENSÕES

Autoestima – AEST: 2 (satisfação consigo próprio, auto valorização)
Flexibilidade – FLEX: 3*, 6, 8* (facilidade de adaptação às circunstâncias)
Senso de Controle – SCO: 5, 9, 11, 13 (crença na própria capacidade de prover meios para alcançar metas)
Autonomia – AUT: 4, 10 (poder de decisão, autogoverno)
Autoeficácia – AEF: 1, 7, 12 (crença na própria capacidade/eficiência para desempenho em situações específicas).
Resiliência – RES: 14* (capacidade de enfrentar e de recuperar-se dos efeitos da exposição a eventos estressantes)

ANÁLISE DAS RESPOSTAS AOS ITENS

Atribuir pontos às respostas:
Nunca =1; Às Vezes = 2; Sempre = 3
Inverter a pontuação dos itens 3, 8 e 14, indicados por um asterisco.

Somar os pontos obtidos e avaliar o nível de desenvolvimento psicossocial de acordo com a seguinte classificação[3]:

Número de Pontos   **Classificação**
14 a 20   Muito Baixo
21 a 28   Baixo
29 a 35   Moderado
36 a 42   Alto

---

[3] Esta classificação foi realizada com base nos quartis calculados entre o número mínimo de pontos possível (14) e o máximo (42).

# ANEXO B
"O ganhador e o perdedor" e "Instantes"

	O GANHADOR E O PERDEDOR[1]	
	O ganhador	O perdedor
1	Diante da dúvida ou do desconhecido, diz: "Vamos ver"	Diante da dúvida ou do desconhecido diz: "Ninguém sabe".
2	Quando erra diz: "Estou errado, enganei-me"	Quando erra diz: "Não foi por minha culpa"
3	Acredita na boa sorte, mesmo que não tenha sido tão boa. É otimista.	Lamenta sua "má sorte", embora nem sempre tenha sido tão má. É pessimista.
4	Diante da dificuldade ou problema, diz: "Vou dar um jeito"	Diante da dificuldade ou problema diz: "Não tem jeito"
5	Sabe como e quando dizer "SIM" e "NÃO"	Diz: "SIM, MAS..." "TALVEZ NÃO", em tempo e razões erradas
6	Trabalha mais do que o perdedor e tem mais tempo	Está sempre "ocupado demais" para fazer aquilo que é preciso
7	Enfrenta o problema e busca uma saída	Nega ou contorna o problema
8	Assume compromissos	Faz promessas
9	Fica triste por não poder fazer mais	Pede "desculpas", mas faz a mesma coisa numa próxima vez

10	Sabe para que está lutando e quando assumir compromissos	Compromete-se quando não devia, e luta por aquilo que não convém
11	Diz: "Estou bom, mas não tão bom como deveria ser"	Diz: "Não estou tão ruim, como muita gente"
12	Escuta	Apenas aguarda a sua vez para falar
13	Prefere ser admirado a ser amado, embora goste de ambos	Prefere ser amado a ser admirado
14	Explica	Procura justificar-se
15	Está sempre disposto a aprender mais	Acha que já sabe tudo
16	Toma providências; faz acontecer	Fica só esperando que aconteça
17	Diz: "Deve haver uma maneira melhor de se fazer isso"	Diz: "Sempre se fez assim"
18	Acredita que sempre é tempo de mudar e de inovar	Acredita que já é tarde demais para mudar e inovar

---

1   Reproduzido com modificações a partir do texto "O Ganhador e o Perdedor", de autoria do Dr. Whitt N. Schultz, publicado em Fritzen (1982, p.90-91).

INSTANTES[2]

Se eu pudesse novamente viver a minha vida, na próxima trataria de cometer mais erros.

Não tentaria ser tão perfeito, relaxaria mais, seria mais tolo do que tenho sido.

Na verdade, bem poucas coisas levaria a sério. Seria menos higiênico. Correria mais riscos, viajaria mais, contemplaria mais entardeceres, subiria mais montanhas, nadaria mais rios. Iria a mais lugares onde nunca fui, tomaria mais sorvetes e comeria menos lentilha, teria mais problemas reais e menos problemas imaginários.

Eu fui uma dessas pessoas que viveu sensata e profundamente cada minuto de sua vida; claro que tive momentos de alegria. Mas, se eu pudesse voltar a viver trataria somente de ter bons momentos.

Porque se não sabem, disso é feita a vida, só de momentos; não percam o agora. Eu era um daqueles que nunca ia à parte alguma sem um termômetro, uma bolsa de água quente, um guarda-chuva e um paraquedas e, se voltasse a viver, viajaria mais leve.

---

2 Poema atribuído a Nadine Stair, cidadã americana, aos 85 anos de idade. Recuperado de https://falandoemliteratura.com/2014/06/14/o-poema-instantes-nao-e-de-borges. Temos utilizado este, porém, poderia ser outro poema ou texto.

Se eu pudesse voltar a viver, começaria a andar descalço no começo da primavera e continuaria assim até o fim do outono.

Daria mais voltas na minha rua, contemplaria mais amanheceres e brincaria com mais crianças, se tivesse outra vez uma vida pela frente. Mas, já viram, tenho 85 anos e estou morrendo.

# ANEXO C
Coisas a fazer

Coisas que tive vontade de fazer no passado, mas não fiz.	Acha que ainda é possível fazer agora?
1.	
2.	
3.	

Coisas que comecei a fazer no passado, mas abandonei.	Acha que ainda é possível retomar ou recomeçar?
1.	
2.	
3.	

Coisas que tenho vontade de fazer nesse momento da minha vida, mas ainda não comecei.	Acha que é possível começar?
1.	
2.	
3.	

Depois de preencher os três quadros, escolha uma coisa (somente uma) que tenha muita vontade de fazer. Faça um círculo em torno do número correspondente a esta atividade.

FONTE: Calluna
IMPRESSÃO: Graphium

#Novo Século nas redes sociais

www.gruponovoseculo.com.br